# 減法健康

## 40 歲起，疾病斷捨離

沖 俊彥——著　林平惠——譯

女40代「なんとなく不調」に答える本

本書為《40歲起，疾病斷捨離》改版書

# 女40代「なんとなく不調」に答える本

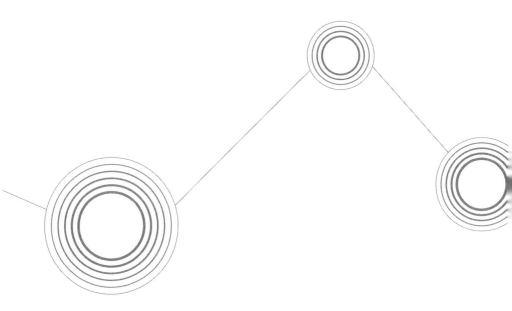

# 目錄

## 第2章 「畏寒」是美女的大敵！祛寒生活指南 37

## 第3章　如果疲勞如影隨形…… 

## 40 四十幾歲女性最大的敵人：健康的隱憂

雖然健康資訊在現代社會隨手可得，專家卻指出這就是造成「健康憂慮社會」的元兇。尤其是近年來的健康食品與營養補充品風潮，更搧動了人們不必要的健康憂慮和疾病恐懼，被稱作「食物神話」。

根據最近針對三十～五十歲女性的調查顯示，過半數的女性都有某方面的健康憂慮。本書就是基於以上調查，找出一般女性特別介意的健康煩惱，提出輕鬆享受健康的建議。希望大家能夠藉由這本書一掃健康憂慮，停止放大檢視自己的生活習慣。

## 40 三十八歲是罹癌年齡？

有一個宣導子宮癌防治的廣告，是一位三十八歲時罹患子宮癌的母親向女兒講述篩檢的重要性，在電視上頻繁的播放。相信應該有人看了廣告後誤以為「原來三十八歲會得癌症！」，因而憂心忡忡吧？

# 前言

## 二十五歲皮膚走下坡，三十八歲身體走下坡？

其實在醫療從業人士當中，這支廣告也引發了廣泛討論。據說有些患者沒有看到定期篩檢的重要性，反而更關心三十八這個歲數。連幼兒園小朋友都討論這個話題，甚至不少小孩回家很緊張的問媽媽說：「媽媽妳幾歲了？三十八歲就會得癌症耶！」三十八歲真的是癌症始發的年齡、身體走下坡的轉捩點嗎？

## 40 從四十歲開始「翻新」

這支廣告引起討論的子宮癌其實是子宮頸癌，是一種由人類乳突病毒引發的特殊癌症。因此，二十幾歲的人一旦感染病毒也會得病，反過來說，即使是三十八歲甚至四十歲的人，只要沒有感染病毒就不會得病。目前已經有預防人類乳突病毒的疫苗問市，透過預防和篩檢早期發現的重要性也一再被強調，所以那樣的廣告才會應運而生。

以女性特有的癌症來說，三十～四十歲是罹患乳癌的高峰期，其餘癌症則平均好發於六十～七十歲。

沒有任何證據顯示三十八歲是一個極端容易罹癌的年齡。四十歲前後的世代對於健康的關心日益增長，或許正是聽到「三十八歲」這個數字就格外憂慮的原因吧？

**從專家的眼光來看，其實四十歲開始重視健康完全為時不晚！甚至還是非常適合對健康投注心力、時間、金錢的有效時期。**

對於某些人來說，這段時間的職場生涯非常充實，也經歷了結婚、生產等重要階段，可以說是最開心、最如魚得水的年紀。

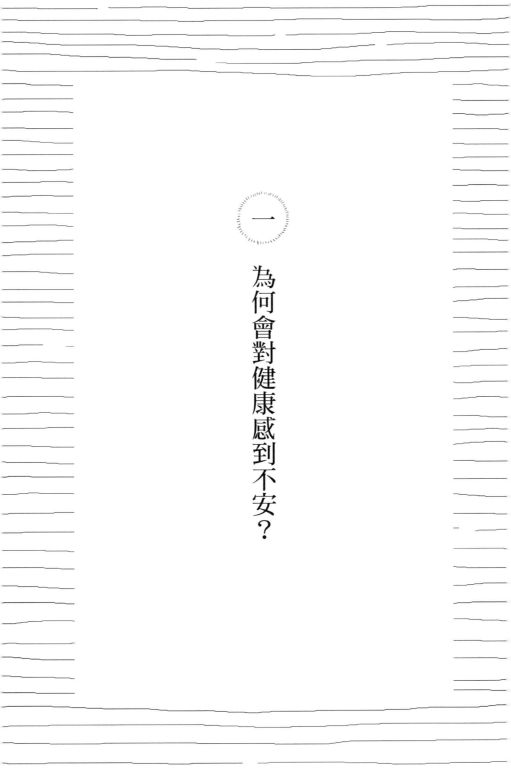

# 一

# 為何會對健康感到不安？

## 40 四十歲之後特有的環境與身體變化

俗話說「四十而不惑」，但是從健康的角度來看，年過四十反而令我們對於生活、環境、身體狀況等方面「開始感到困惑」。我最近針對三十五歲～四十五歲的女性進行調查，發現有過半數的人幾乎每天都感受到對於健康的隱憂。

首先，先來看看四十歲後必須面對哪些特殊的環境與身體變化，作為探討如何解決四十歲以後的健康煩惱的第一步。四十歲對於女性來說，是身體開始出現特殊變化的分水嶺。**女性一生當中會面臨兩次重大的身體變化：第一次是開始準備孕育生命的時期，另一次就是結束孕育生命的時期**。

在迎接這兩次重大轉變的時候，女性的心靈和身體都會陷入極不穩定的狀態。前者叫做青春期，後者是更年期。也就是說，女性一生當中都會遭遇兩次狂風暴雨期。關於這點，我之後會再做更詳細的說明。不過以四十多歲的女性來說，即使沒有患病，更年期也是一個很大的憂慮來源。

隨著生活型態的改變，現在的四十多歲女性不管是心態還是興趣都很年輕，行動力也很活躍。其中應該也有不少人，在職場上的工作責任年年加重，比起二三十歲的時候更加忙碌了。另外，現在超過三十五歲的產婦比例也增加，像是本書的讀者中或許也有些人是現在才即將面臨懷孕、生產、育兒等歷程。換句話說，現代的四十多歲女性，必須身兼過去三十多歲和四十多歲女性的雙重角色和任務。

這種蠟燭兩頭燒的生活，相信一定會造成某些壓力或是肉眼看不見的疲憊。妳是否也感覺到了呢？這種隱性的疲勞，也是造成對健康感到不安的主要原因之一。

## 40 四十歲女性的另一個角色：成為全家的健康支柱

一般來說的「家庭支柱」，是指肩負經濟大任的男性，但是根據調查，近年來在實質上支持家庭的責任卻是由四十歲以上的女性來承擔。這個論點的基礎，來自於四十歲以上的家庭成員普遍會出現健康問題，而女性對於照顧家人的奉獻極大，所以可說是一家人的健康支柱。

女性在照顧下一代和準備三餐方面扮演相對重要的角色，可以想見照顧雙親也是同樣的道理。從前，我曾經聽過某位社會學家提出一個有趣的論點：「要解決家庭成員的健康問題，就必須蒐集知識、與支援體系密切連繫，就這方面來說，具有血緣（家人之間的羈絆）、地緣（與地方社會的羈絆）、友緣（與朋友的羈絆）、職緣（透過職場產生的羈絆）這四項優勢的人比較適合執行，而符合條件的人則以女性居多。很遺憾，男性多半只具備職緣這一項，所以難以勝任。」

四十多歲的女性有一些媽媽朋友的地緣、社團或是學生時代的友緣、以及職業婦女的話具備的職緣，可以說條件非常充分。這應該算是女性是一家健康支柱的有力證明。女性從四十歲開始關心健康議題，不僅是為了自己，同時也是為了周遭所有人的幸福著想。

## 40 理所當然的事，就理所當然地去做。四十歲開始的身體保養並不困難！

或許有很多人，一聽到四十歲開始的身體保養，就直覺聯想到「要做一些特別的事」「會不會很花錢？」「年紀越大會不會越困難？」。確實有些問題是四十歲之後容易發生，或是屬於要分開處理的個案，這些之後會詳加介紹，但是四十歲以上並不算是特殊的族群。

美國一流學府加州大學洛杉磯分校的普列斯羅教授，曾經針對舊金山近郊的居民健康狀況進行追蹤調查，發現長壽者都有共通的生活習慣，並且歸納成以下七種：

・不抽菸。
・適當飲酒（並非每天）。
・維持每天七、八小時的睡眠時間。
・一天進行兩、三次三十分鐘的散步或適度運動。
・不過瘦，也不過胖。
・每天吃早餐。
・正餐之間不吃零食。

大家是不是覺得這些習慣理所當然呢？但是根據普列斯羅教授研究的數據顯示，每一項都遵守的人平均壽命是八十歲，只遵守一～兩項的人平均壽命則是六十八歲。

對於重視健康的人來說，或許這些都是日常奉行的習慣；剛開始的人實行起來也並不困難。我想說的是，重要的是如何把這七種習慣放在心裡，然後慢慢與自己的習慣結合。

## 40 日本的生活習慣，成了健康教科書

日本人其實身處於對保持健康非常有利的環境，因為日本人習以為常的生活習慣，都是對健康有益處的。

以飲食為例，代表高熱量、高脂肪的西方飲食容易引發文明病，從七〇年代開始，美國政府及議會便不斷針對國民健康研討對策。

而美國政府提出的仿效對象，就是日本飲食，並且被美國國立防癌研究所（NCI）提倡為理想飲食（Designers Foods），甚至記載在健康教科書裡。以日式食物為主的健康飲食，也影響了瑪丹娜等名人愛用的「Macrobiotic」食物風潮。

這數十年來，日本女性的平均壽命一直往世界首位邁進。時光回溯三十～五十年前，這些長壽女性當年四十多歲的時候，健康資訊、管道、營養補充劑應該都沒有現在發達。她們遵守的，只是日本從古至今的生活習慣，也就是「理所當然地做理所當然的事情」而已。

# 40 減法健康祕訣：身體與心靈的斷捨離

這幾年來，「斷捨離」成為引爆話題的概念。生在現代的我們，由於接收了太多不必要的訊息和事物，如何將擁有的物品和記憶的情報量經由取捨、選擇而降到最低，對於讓工作和生活更順暢是非常重要的。我認為所謂的健康祕訣，也是同樣的道理。

新的減肥法、新的營養補充劑、新的減齡美容術……我相信許多人都是像這樣不斷嘗試新的理論，也就是加法式的健康祕訣。

如果你也習慣採用加法式的健康法，好處是可以即時嘗試新的理論和手法，但是如果情報量太過龐大，恐怕只會落得消化不良。某位編輯朋友曾經跟我說，每次雜誌推出健康法特輯，就會收到讀者雪片般飛來的詢問：「哪種減肥法比較好？」「哪個牌子的營養補充劑比較有效？」編輯部光是接電話就應接不暇。過多的資訊，果然會讓人更加迷惑。

請大家回想一下，前面提到的普雷斯洛教授提出的「長壽七大習慣」。

希望活得長壽、健康，或許可以說是健康法的最終目標。但是要達到這個目標必須養成的習慣，說穿了卻只是一些善待身體的生活習慣罷了。沒有所謂保養身體的不二鐵則。

也沒有許多健康法廣告宣稱的一試見效、一擊全壘打這種事情。

維持老生常談的良好生活習慣，看似曠日廢時，其實卻是通往健康最快的捷徑。我們需要注意的事情並沒有想像中多。將七大習慣放在腦海，為你的健康意識做一番斷捨離吧！

忘掉那些強調立即見效的減肥食材或健康食品吧！倒不如控制自己忍不住喝紅酒、吃零食的慾望，相信會更有效果。

將健康法減少到最底限的範圍，也就是前面提到的「減法」，你對於選擇健康法的迷惘就會消失無蹤，同時也是幫助我們排除眾多不恰當的健康觀念的保身之道。

## 40 優先將時間和金錢投資在身心

對於四十多歲女性來說，最需要擔心的就是總以工作或家庭為優先，而忽略了自己的健康管理。擔任主管職的上班族女性、開店的一人店長、賣場的主任、或是被育兒或看護工作纏身的家庭主婦……這些女性日常生活繁忙，不僅抽不出時間做定期健康檢查，平常就算有點小頭痛、小發燒，在工作告一個段落之前也沒辦法去看醫生。

在這些女性當中，甚至有些人原本應該要住院，卻因為找不到人代替自己的職務而拖著不去治療，直到病重送醫。年輕的時候勉強一下或許沒有大礙，但是到了四十多歲，就可能引發重大疾病。許多三十~四十歲的蜘蛛膜下腔出血患者，都是因為工作太過操勞導致的。因此對於四十幾歲的人來說，將時間和金錢投資在身心健康最為重要。

**健康管理有幾項基本原則：**

- **掌握自己的體重、健檢結果等關於身體狀況、慢性病、體質的資訊，針對有風險的部分調整生活習慣。**
- **確保定期運動等等維持健康的習慣。**
- **如果感到疲勞或不適，即使情況不嚴重也要適當對應（休息、檢查、治療）。**

雖然這些都是再理所當然也不過的事情，但是大多數辦不到的人的藉口，卻都是沒有「錢」和「時間」。從四十歲之後，將時間和金錢投資在身心兩方面，就是健康風險管理的第一步。

調整你的觀念，將優先度提高吧！

## 40 找到適合自己的運動

每週二～三次、每次三十分鐘的有氧運動能夠有效預防文明病，這是大家都知道的常識。經過實際檢查證明，部分這麼做的人在肥胖和文明病方面的確大有改善。至於原因在哪裡呢？一問之下，才知道這些人都是被醫生診斷出三高之類的問題才開始運動的。如果你現在沒有固定運動的習慣也不需要擔心，試著找出適合自己的運動吧！

最近，跑步、慢跑、健行、游泳這些健康取向的運動都很熱門。已經準備嘗試的讀者應該也不在少數。原本就有運動習慣的人當然沒問題，如果是之前從不運動，或有一段空白期，忽然從事激烈運動不但很傷身體，甚至容易引起疾病。

此外，**運動是要定期執行才會看得出效果，所以在不勉強的狀態下，選擇能夠長期維持的運動是最大的重點**。

假設想要跑步，可以從走路或是還可以講話程度的慢跑開始，再慢慢提高速度。至於對體力沒有信心，也不習慣運動的人，其實可以從太極拳、瑜珈這類靜態的活動開始，等到身體習慣後，再投入活動量比較大的運動就可以了。

相反來說，對體力有自信的人，除了跑步之外，不妨也嘗試看看有氧運動、游泳這類運動量比較大的運動。**據說養成運動習慣的黃金期，就在於剛開始的三個月。**根據運動教練的說法，能夠持續進行三個月的運動，就會變成我們一生的夥伴。不管就體力或是時間安排來說，能夠在沒有壓力的狀況下找到願意持續三個月的運動，然後按照需求和時間調配是最重要的。

## 40 健康檢查結果告訴我們的事

四十幾歲正是最在意健康檢查結果的年紀。不管是透過公司或是健保提供的檢查，還是醫療院所的正式全面檢查，大家了解結果數字代表的意義嗎？是否還不明白如何運用檢查呈現出的資訊呢？

在歐美各國，由於積極推動乳癌、子宮頸癌的篩檢，所以達到早期發現、成功降低死亡率。但是在日本，不曉得是否因為篩檢效果不彰，乳癌死亡率仍然年年攀升。

更令人震驚的是，有人認為原因可能在於篩檢並不普及，或是患者並沒有把檢查結果當一回事。能否理解檢查的結果，進而妥善的利用，將會大大左右我們的健康狀況。

健康檢查除了一般公司提供的基礎檢查之外，還有一些針對癌症的檢查（公司健康檢查也包括一部分）。首先，先對大家說明一般的健檢項目，包含一般身體測量與檢查、血液檢查、尿液檢查、心電圖、胸部X光等等，有以下兩個目的：

- 發現成人病。
- 發現心臟、肺臟、肝臟、腎臟等器官的異常。

因此生活習慣正常的人檢查出來的數據正常，若真有癌症之類的疾病，可能也無法透過檢查發現。健檢中一般包括的具體項目如下頁表格。大家可以藉此檢視自己檢查的結果，看看是否有異常數值（H是高，L是低，就寫在數值旁邊）。四十多歲的女性或許數值多半正常，但是只要一發現異常，建議立刻重新檢查或是做精密檢查。

如果有這樣的需要，醫療單位通常會在檢查結果通知單上加註，請務必遵照指示。就算沒有指示，輕微異常的數值也可以幫助你了解自身身體的弱點。

# 健康檢查代表的意義

| 肝臟檢查 | | 大約正常值 | 意義 |
|---|---|---|---|
| 血液檢查 | GOT(AST) | 40 以下 | 高＝肝臟受損 |
| | GPT(ALT) | 40 以下 | 高＝肝臟受損 |
| | *r*-GTP | 80 以下 | 高＝肝臟受損（與飲酒相關） |
| 其他檢查 | 超音波檢查 | | 檢查是否有肝硬化、腫瘤等病變 |
| | | | |
| **腎臟檢查** | | **大約正常值** | **意義** |
| 血液檢查 | BUN | 9 ～ 21 | 高＝多半是腎臟受損 |
| | Cre | 1 以下 | 高＝腎臟受損 |
| 尿液檢查 | 蛋白 | 陰性 | 陽性多半表示腎臟受損 |
| | 血液 | 陰性 | 陽性多半表示腎臟受損<br>（月經來潮也會呈現陽性） |
| | | | |
| **貧血檢查** | | **大約正常值** | **意義** |
| 血液檢查 | Hb | 11 ～ 15 | 低＝貧血　10 以下表示身體出現狀況 |
| 其他檢查 | 問診 | | 檢查臉色、眼睛結膜的顏色 |
| | | | |
| **糖尿病檢查** | | | |
| 血液檢查 | 血糖 | 75 ～ 105 | 高＝有糖尿病的可能性（空腹時 126 以上可能性極高） |
| | HbA1c | 5.8 以下 | 高＝有糖尿病的可能性（6 以上可能性極高） |
| 尿液檢查 | 糖分（尿糖） | 陰性 | 檢測出來即有可能為糖尿病 |
| 其他檢查 | 問診 | | 檢查是否有肥胖、高血壓 |
| | | | |
| **心臟檢查** | | **大約正常值** | **意義** |
| X光檢查 | 胸部X光攝影 | | 檢查心臟的大小 |
| 心電圖 | | | 檢查是否有心律不整、狹心症 |
| 其他檢查 | 血壓 | 135/85 以下 | 收縮壓 140 以上或舒張壓 90 以上為高血壓 |
| | 問診 | | 檢查是否有心律不整或心雜音 |
| | | | |
| **肺臟檢查** | | **大約正常值** | **意義** |
| X光 | 胸部X光攝影 | | 檢查有無結核等炎症或腫瘤 |
| 其他檢查 | 問診 | | 檢查肺部雜音 |

# 40 癌症檢查不疏漏的要訣

四十多歲女性還不算是癌症的高危險群，但是癌症檢測的確是四十歲之後健康檢查的一大重點。首先當然是檢查是否罹癌，其次的目的便是發現初期的小小惡性腫瘤，針對四十歲左右的人，達到早期發現、早期治療的效果。接受癌症檢查時，有幾個更有智慧、更不容易疏漏的秘訣想跟大家分享。

## 1. 有五個深具意義的檢查

說到癌症檢查，很多人會聯想到胃視鏡之類的侵入性檢查，但是近年來有更多高科技的檢查方式，像是罹癌高危險群的基因檢測、透過血液檢查腫瘤指數、利用特殊放射儀器（PET、CT、PET-CT、MRI 等）一次檢查全身是否有惡性腫瘤……等等，很多人表示不曉得該做哪些檢查？然而，真正對於降低癌症死亡率有效的檢查，也就是有必要接受的檢查，其實只有五種：

- 大腸癌檢查（血便）。
- 子宮頸癌檢查（用顯微鏡檢查細胞）。

・乳癌檢查（乳房X光攝影併用專科醫生門診）。

・胃癌檢查（照胃鏡）。

・肺癌檢查（胸部X光攝影，有吸菸習慣者另做痰檢查）。

這五種意義重大的檢查，可能的話應該每年都做。尤其是大腸癌和胃癌，通常會附屬在健保提供的健檢或是專業健檢的項目裡面（也有些必須另外付費），非常建議接受檢查。

另外一些近年備受矚目的高科技檢查，或許是人們期待過高，也或許是歷史還太短，至今還看不出有效預防癌症的具體效果。

比方說像檢查肺癌的CT（電腦斷層）檢查，以及利用血液檢查檢測攝護腺癌的PSA檢查，醫界仍然對其效果爭論不休。這類的高科技檢查一方面價格昂貴，二方面像PDG-PET、CT等檢查必須接受放射線的照射，健康風險較高，或許一輩子只能接受幾次檢查。

**2. 對女性來說極為重要的乳癌檢查、子宮檢查，接受檢查前是有訣竅的。**

前面曾經說過，對女性來說乳癌檢查和子宮頸癌檢查是非常必要的。在這當中，乳癌檢查需要一些訣竅。因為有意義的乳癌檢查，必須合併乳房X光攝影和專科醫生觸診兩種檢查方式。許多罹癌的例子，光用觸診檢查不出來。

另一方面，子宮頸癌檢查是只有婦產科能夠進行的項目，所以不用擔心。由於檢查是內診，某些女性可能會裹足不前。但是在停經之後，這項檢查可以合併子宮癌一起做，進一步發現子宮肌瘤之類的疾病，強烈建議每個女性都要定期接受檢查。

### 3. 不可以放任檢查結果不管

最後也是最重要的一件事，就是要善加利用癌症檢查結果。幸運的話當然是陰性結果，但如果出現陽性結果，一定要進行追蹤精密檢查。很多人會接受大腸癌檢查中的血便檢查，但是部分被檢查出血便的人，卻以「因為我有痔瘡」這種理由自我安慰，沒有去接受更進一步的精密檢查。

當我們接受癌症檢查，會害怕得知檢查結果，或是無法接受自己呈陽性反應，這些反應其實都是人之常情。

但是，檢查只不過是一種預防性的措施，目的是找出疑似癌症的病灶，需要經過精密檢查才能判斷是否是癌症。對於找出異常數值、正確解讀檢查結果這點來說，一般健康檢查跟癌症檢查並沒有什麼不同，不需要過分恐懼。

## 40 減重的底線？

有些明明很瘦的人，卻覺得自己很胖；反而有些需要減重的人，卻覺得自己很瘦。我們對於自己的身體形象，意外地與實情並不一定相符。以糖尿病患者來說，減重有時候是治療的一環，但是執行起來卻困難重重。從這個例子就看得出來，減重時以自己的身體形象為準是非常靠不住的。主觀會讓我們誤以為自己太胖或太瘦。

那麼，我們實際上應該怎麼做才好呢？以健康面來說，減重的標準應該建立在身高、體重的數據之上。就算體重相同，身高也會決定是胖是瘦，使用將體重除以身高的兩倍的BMI數值是最方便的。經過各種研究結果顯示，BMI數值在二十二～二十五之間是最長壽的，日本肥滿學會也以BMI22為理想體重。事實上，BMI**超過二十五便算過重，因成人病致死的機率也增高。而不滿二十則是過瘦，也具有健康上的風險。**

以BMI22這個理想體重來說，身高一六〇公分的女性就是五十六公斤，即使以健康來說是完美的數字，但是或許算是略微豐滿的體型。就女性的角度來看，多數人會認為二十～二十四才是理想的吧？一概而論，大多數人都以自己二十幾歲時的體重為理想體重，換算起來差不多就是BMI20～40。以BMI為基準，管理自己的體重、減重方式和身體健康，對於四十歲之後的人是非常重要的。

既然決定要減重，不為數字患得患失也很重要。重點在於用一個月減一～二公斤的速度，慢慢接近自己理想的體重。

在兩週內密集減重換回的理想體型很快就會復胖，但是花六個月雕塑理想身材，卻可以維持一輩子。右手握著數字、左手握著平常心，是減重時的基本心態。

## 40 你家裡的健康資訊是否已經過時？

《家庭醫學》是日本的國民暢銷書，從前可以說是每家一本，一遇到健康問題就拿來翻找。現在則推出智慧手機APP版，根據開發公司表示，下載人數已經達到數萬人，非常驚人。現在是每人都有APP的時代了。《家庭醫學》根據讀者介意的症狀或疾病，可以透過目錄簡單索引、掌握概要，它的實用性自然不在話下。但是，在閱讀它時卻有幾點需要注意。其中之一是情報鮮度的問題。

手機版已經改善這個問題，但是紙本書的《家庭醫學》一旦買了就會一直放著，也不可能每年重買新版，所以你家裡健康資訊是否已經過時了呢？

像我父母四十年前結婚時買的《家庭醫學》仍被當成至寶般留存，再怎麼說應該都派不太上用場了。四十年的資訊當然不用說，治療方法很可能在幾年當中產生重大變化，像是最近在日本出現新型流行性感冒、放射線造成的症狀等新的問題，所以如果家中也有這本書，希望可以五年重換一次最新版本。

其二，是人類心理上的問題。人類有種傾向，就是一開始介意什麼事情，就會一直往壞的方向想。尤其是關於生病的問題，所以馬上就會拿出《家庭醫學》來參考。比方說咳嗽有痰，雖然症狀相同，卻可能是感冒、支氣管炎、氣喘、肺炎、肺癌等不同的病症導致，就會有人覺得自己可能得了肺癌，或是自我催眠絕對是肺癌沒錯。甚至有很多急急忙忙到醫院看醫生的患者，但是因為看了《家庭醫學》而自己嚇自己。

因為《家庭醫學》而迅速求診當然是好事，問題在於某些人就算檢查出來平安無恙，也不相信醫生的話。以這個情況來說，根本是《家庭醫學》造成的心病了。或許，我們可以稱它為「家庭醫學症候群」。在健康資訊氾濫的現今，一般人對於健康的不安被無謂助長或許是無法避免的，但是我們至少應該認識到，光靠《家庭醫學》這本書自我診斷是很侷限的。使用《家庭醫學》這類書籍時，應該把這件事放在心上。

## 40 醫生推薦的健康資訊網站

網路上分享健康資訊的來源越來越多，但是品質也參差不齊。我參考了熟悉網路的專家意見之後，嚴選出兩個很能派上用場的健康資訊網站，介紹給大家。

**默克手冊醫學百科最新家庭版**（**Merck Manuals**）

http://www.merckmanuals.com/professional/（英文網頁）

這原本是一本在美國出版、全球最多人使用的醫師用教科書，可以透過查詢症狀、身體部位、病名等關鍵字，像翻閱《家庭醫學》一樣在網路上搜尋病症的概要。因為是改寫寫給醫師看的教科書，因此內容偏專業艱澀，但是對於病症的概要介紹得非常全面、詳盡，也經常更新資訊，因此很推薦給大家。

在與疾病奮戰過的患者經驗談整理成資料庫的DIPEx-Japan網站上的影片中，一位罹患乳癌的女性患者說：「醫生建議我用減少女性荷爾蒙的方式治療，但是我聽說會出現像更年期一樣的症狀，而且會影響我從事最喜歡的運動，所以拒絕了醫生。」這讓我開始思考，醫學上正確的醫療方式，是否真的能夠帶給患者更好的生活？因為產生了這個想法，也讓我想進一步了解人類與疾病共存的意義何在。

# 二

# 「受寒」是女性的敵人！祛寒生活指南

## 40 為什麼身體會受寒？畏寒與女性身體之間的關係

女性與「畏寒」有著難分難捨的關係。因為「畏寒」而就醫的患者，幾乎都是女性。這是因為女性的肌肉量低於男性，加上女性的生理機制也容易誘發「畏寒」。

女性一個月會排一次、一次排一顆卵子。因此有黃體素和雌激素兩種荷爾蒙，在女性體內交替作用。其中黃體素有維持體溫的效用。當女性荷爾蒙不足，雌激素和黃體素失衡的時候，體溫調節功能就會出問題，出現畏寒或是相反的燥熱症狀。

最有名的類似症狀，就是更年期症候群。但是當分泌女性荷爾蒙的卵巢生病了，基礎體溫發生異常也是症狀的其中之一。

就像以上所說，荷爾蒙異常可能導致畏寒，但是也可能是別的原因加重了畏寒的症狀。根據中醫說法，「女性畏寒時，須先詢問寒冷的部位是腰部以下、膝蓋以下或是腳趾」，對於選擇治療方式很有幫助。女性與畏寒的關係就是如此密不可分。

## 40 東方醫學的觀點：發覺畏寒對於病前預防的重要性

最近最夯的健康法，就是疾病來自於身體的寒冷，只要提升體溫就能夠預防疾病。事實上，在東方醫學——尤其是中醫的觀念裡，對於「受寒」非常重視，去除寒冷因素、溫熱身體是治療許多疾病，尤其是恢復體力的重要根本。根據中醫專家表示，近年來體力衰弱的患者越來越多，針對這些患者進行溫熱身體的治療，是讓治療順利的祕訣之一。

所有疾病都是身體受寒造成的這種概念，從現代醫學的角度來看太過「長話短說」，也有過於誇張的傾向。不過，我之後會更加詳細說明，很多「畏寒」症狀都是由於身體平衡機制出現狀況而造成，是發覺身體異常一個很重要的徵兆。

## 40 畏寒的背後，有時隱藏著需要治療的疾病

畏寒的背後，也許隱藏著成人病或荷爾蒙異常等內科疾病，或是壓力大、憂鬱症等精神症狀。也有因為外界氣溫急速下降，而造成的受寒。

以全身性的畏寒與疾病的關係為例，甲狀腺素低下的「橋本式甲狀腺炎」就是其中之一。甲狀腺素是由咽喉前方的甲狀腺所分泌的荷爾蒙，負責調節體溫和轉化養分（代謝）等功能，而橋本式甲狀腺炎就是當甲狀腺素極度不足時，已經不是普通的畏寒，而是在大熱天也需要穿著厚重衣物的程度。

另外，如果一個月減重五公斤以上，或是罹患拒食症、憂鬱症而導致食量極度低落，也會造成甲狀腺素分泌過少，發生和橋本氏甲狀腺炎同樣的症狀。如果只是四肢的末端感到冰冷，以高齡者來說，很可能是動脈硬化導致血液難以傳達到末端的閉鎖性動脈硬化症。

如同以上所述，全身性的畏寒和末稍冰冷都是某種疾病的症狀之一，需要特別注意。

## 40 畏寒＝體溫低？妳知道自己的正常體溫嗎？

各位知道自己的正常體溫（沒有生病時的平均體溫）是幾度嗎？根據幾項調查顯示，日本人的平均體溫大概是36.89℃±0.34℃，約九十五％的人都是落在36.2～37.℃的範圍之間。

根據醫院門診和施打預防針時的測量，大概也落在這個範圍。美國的內科教科書內記載，人的平均體溫是 36.5 ~ 37.5°C，所以日本人的體溫不算是特別低的。照這樣看來，日本人的體溫很少低於 35°C，無法說明為何日本女性的半數以上都以畏寒為苦。根據體溫計公司 TERUMO 的調查，偶爾也會發現有人的平均體溫是 35°C，但是多半起因於測量體溫的方式不正確。事實上，大部分有畏寒毛病的人的體溫都並非偏低體溫。

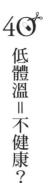

## 40 低體溫＝不健康？

相信大家都知道，低體溫絕對不能跟不健康畫上等號。前面所講到的低體溫病症，或是因為作息不規律、荷爾蒙異常導致的暫時性低體溫，所以這類型的低體溫才值得重視。

另一方面，也有一種低體溫是對健康有益的。根據美國國立老化研究所進行的「巴爾的摩研究」顯示，長壽者共通的一種體質，就是「平均體溫低」。

此外，根據最新的研究，「Sir2」這種基因是造成人類長壽的一個重要因素，而帶有這種基因的人體溫就會偏低。

反觀平均體溫較高的人（會令人聯想到體脂肪高、血壓高、體重高的三高中年人大汗淋漓的狀況。請參考圖一），是處於過度製造熱能以抵禦外在環境的狀態，因此比起體溫較低的人，體內會累積較多的自由基等有害物質。

而長壽者的偏低平均體溫，則是順應環境製造最低限度熱能的證明，可以說是效率非常高的運作方式。如上所述，低體溫也有可能是好事，也並非導致畏寒的直接原因，而畏寒症也並非就代表低體溫。

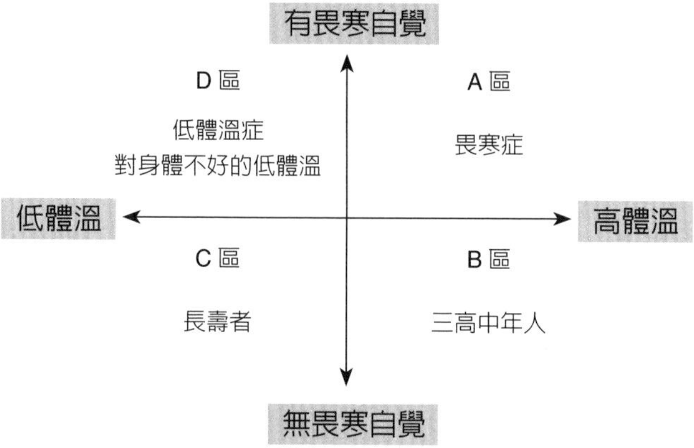


圖一

## 40 畏寒症是「穩態」力不足所導致

那麼，畏寒症到底是如何發生的呢？人體的體溫會維持在一定的範圍內，以保持身體的自然運作。據說人體的中心溫度（深部體溫）會維持在38±0.4℃的狀態，因此腋溫大概是36～37℃。

不過，所謂一定範圍內的體溫，其實根據不同人的體質和外在氣溫等環境因素也會不同。有些人必須很努力才能維持穩定體溫，也有人輕輕鬆鬆就能辦到。

就算是同一個人，也可能在東京時體溫正常，到了北海道卻為體溫所苦，所以維持體溫的方式會隨著環境改變。而人體如果必須努力提高體溫時，就會覺得寒冷，這就是畏寒症發生的原因。

人體與生俱來就有調節體溫、體重、水分、鹽分等身體成分的機能，也就是維持健康的能力。以專業用語來說叫做「穩態」，也被稱為人體的自然療癒力。而在福岡伸一醫師的暢銷著作《動的平衡》（《動的平衡 生命はなぜそこに宿るのか》，木樂舍出版）中，也認為包含人類在內的所有生物的本質，就是源自這種機能。

畏寒症可以說是關於體溫的穩態出現狀況，也就是穩態力不足。所以說，東方醫學將「畏寒」視為疾病的前兆，整體來說並沒有錯。

## 40 生活不規律也會導致畏寒？睡眠不足與低體溫的關係

有對身體好的低體溫，也有不好的低體溫。不好的低體溫中，其中一種就是源自於不規律的生活。你是否因為公私兩頭燒，慢慢變成夜貓子，長期睡眠不足呢？由於工作性質適合夜間進行，或是大部分的工作都有限時完成的壓力，所以許多現代人都有睡眠不足的問題。其實這種現代人特有的不規律生活，也是造成暫時性低體溫或畏寒症的原因。

為什麼人體需要睡眠？睡眠能夠調節人體每天的節奏，對於維持生命來說是不可或缺的。大家應該都體驗過，整晚熬夜或睡眠不足時身體不適的狀況。如果完全都不睡覺，不僅是身體狀況會變差，甚至會面臨生命的危機，並且跟體溫調節的機能息息相關。

根據讓老鼠長期間不睡眠的實驗顯示，牠們會因全身細菌感染導致敗血症，二十天左右就會死亡。再深入研究這些老鼠的生理狀況，又發現維持體溫的機能喪失，不管吃多少東西都無法提升體溫。而在死亡之前，體溫也比平均體溫低2°C左右。可以推測出，身體無法提高溫度以抵禦細菌感染，才會讓細菌繁殖到全身，最後導致死亡。可見缺乏睡眠，會讓維持生命不可或缺的調節體溫功能失常。（參考第46頁圖二）

一般人很少會面臨嚴重的睡眠不足，但是睡眠不足等睡眠規律混亂，確實會造成自律神經失調、荷爾蒙分泌異常，並且成為低體溫和體溫調節異常的原因。

最近的研究報告指出，體溫調節異常不僅跟睡眠不足有關，肥胖或飲食不均衡也脫不了干係。

## 40 為何寒冷會讓身體狀況變差？

另外一種不好的低體溫，則是體溫無法在必要時提升的低體溫狀況。大家是否曾經因為吹冷氣著涼，或是冬天穿太少而生病的經驗呢？

當外界氣溫下降，人體為了保持體溫，會製造熱能以彌補體表失去的溫度。如果這個

圖二　睡眠不足與體溫低下的關係

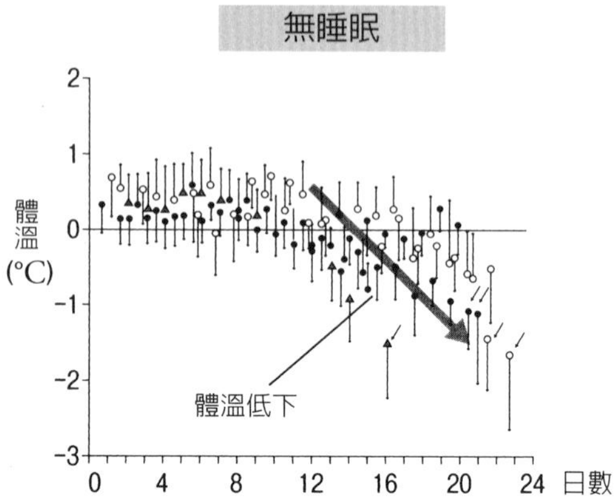


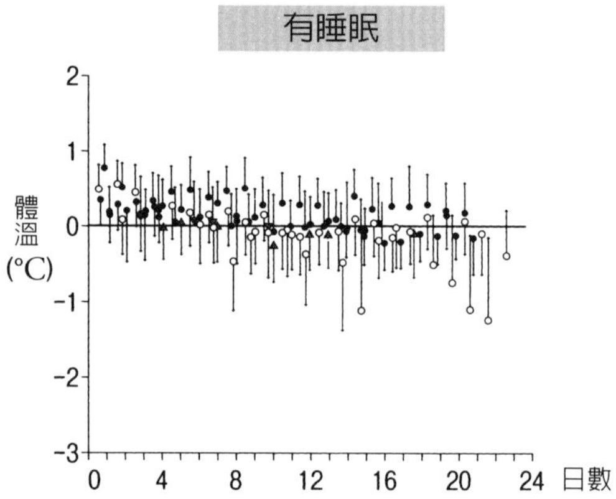


*Behavioral Brain Research (1995)*, 69, 43~54

功能運作不良，體溫就會無法維持，導致身體受寒。

比方說在雪山或海中遇難，外界的低溫遠勝於體溫維持的機能；或是因為飲酒、服用安眠藥或精神科處分藥，導致甲狀腺素或腦下垂體素分泌異常；或是罹患糖尿病、低血糖、營養不足、精神疾病等病症，都會造成體溫無法因應氣溫變化。

長期無法維持一定的體溫，就會導致低溫症這種危及生命的狀態。當維持體溫的功能不彰的時候，就算只是短時間處於低體溫的狀態，最後體溫依然有升高，仍然可能在這段時間受寒。很多疾病都是因為低體溫引起的。像是口腔疱疹、口內炎、帶狀疱疹，都是由於潛伏在體內的病毒爆發出來造成的。另外還有感冒、膀胱炎等感染疾病，以及因為寒冷造成自律神經失調，所引發的狹心症、心肌梗塞、高血壓、腦中風等心臟、血管疾病，還有腸胃炎等消化器官的疾病。

不論是病毒或細菌的感染、曝露於紫外線或放射線、熱刺激、化學物質刺激，對人體來說都是一種壓力，而因應壓力的一種方式就是提高體溫。

當體溫升高的時候，人體會製造出一種「熱休克蛋白」。雖然有種說法是人有壓力的時候體內的蛋白質會遭到破壞，但是這種熱休克蛋白，卻可以修復或處理被壓力破壞的蛋白質，提升人體的自然療癒力。

而當身體一受寒，原本能夠藉由體溫上升輕鬆製造出的熱休克蛋白無法產生，就會導致生病。相反來說，讓身體保暖，對於治療疾病就具有一定的效果。日本自古以來就由靠泡溫泉治病的「湯治」風俗，流傳到現在演變成「溫熱療法」，也是運用提升體溫、提高免疫力的這種機制。

身為溫熱療法專家、愛知醫科大學的伊藤要子教授表示，進行「十分鐘 42℃」，或是「十五分鐘 41℃」、「二十分鐘 40℃」的泡澡，對於預防感冒、恢復體力、減重、美容都很有效，甚至對於治療癌症也有某種程度的功效。

此外，這種療法的效果會在泡澡的兩天之後達到最高峰，然後持續一個星期。當你感到有些疲累，或是感覺快要感冒了，不妨試試看這種療法。

另外，若是患有心臟疾病或是高血壓這類循環系統疾病的人，是可能因為泡澡而感到不適的。關於癌症治療方面，泡澡僅僅只具有輔助的效果，使用前也請跟主治醫生諮詢、討論。

# 40 畏寒的女性沒有桃花？

嚴重的畏寒症對女性的美容極為不利，尤其會對於皮膚健康造成不良影響。曾經指導過知花鞍羅、森理世等環球小姐的營養師艾麗卡・安葛亞（Erica Angyal），曾經在著作中提到畏寒症的對策。沿用她的說法，就是「畏寒非美女」。

畏寒症是一種勉力維持體溫的狀態，因此為了控制體表散熱，血液的循環會變慢。

**肌膚保養有三大重點：**

- 保濕。
- **促進皮膚細胞新陳代謝**。
- **去除皮膚的老舊角質**。

不用說，伴隨畏寒症而來的血液循環不良，對於這三項都會造成不良影響。保濕要靠血液供給皮膚水分和膠原蛋白，要代謝掉老舊角質，當然也需要順暢的血液循環。

皮膚細胞是以二十八～四十天的周期不斷重生（新陳代謝）的，新陳代謝要順暢，皮膚細胞必須健康，飲食必須營養均衡，血液循環才能將所需的養分適當分配給皮膚細胞。所以光是營養均衡還不夠，也要良好的血液循環配合，否則就無法運送給皮膚而白白浪費了。

另外，專家認為體溫上升產生的熱休克蛋白，是有助於形成膠原蛋白的成分。在泡過溫泉之後，不是會覺得摸起來滑溜溜的嗎？由此可見，提高體溫對美容有好處，受寒則是美容的大敵。

據說有百分之五十的日本女性，都有畏寒症的困擾。也就是說，對於半數以上的日本女性來說，對抗畏寒都是提升美貌和桃花運的重要關鍵。

## 40 了解自己的畏寒類型，就是了解自己的身體

依照中醫的傳統觀念，四十歲之後的女性整體的能量下降，身體容易虛寒。這也是根據亞洲農耕民族的生活習慣與體質的推論。

在中醫理論裡，虛寒體質可以分成好幾種，有些是由於生活習慣，有些則是天生的體質。換句話說，找出自己屬於的虛寒類型，有助於了解自己的體質。

請看第53頁（圖三），根據不同種類區分出來的虛寒體質。你的畏寒範圍是廣域型（全身或是下半身）的還是末梢型（四肢末端）的？你的生活模式是肉食系（喜好吃肉類，體力較好）還是草食系（喜好吃蔬菜，體力較差）？主要分成這兩種類型，前者是縱軸、後者是橫軸，再細分成A～D四種類。

### A區：自律神經型

這種類型的人血液和淋巴循環都很良好，體力也沒有問題，因此畏寒多半是起因於自律神經失調。更年期的女性經常會出現這類狀況，而且比起畏寒，盜汗的情況更嚴重，經常會上半身熱到流汗，下半身卻冷冰冰的。會伴隨著心情煩躁、壓力沉重等心理症狀出現。

### B區：末梢循環不良型

由於血液或血管有問題，導致血液循環不佳。有些人是因為成人病造成的動脈硬化，所以血流不順，另外就是生理痛很嚴重的女性。以東方醫學來說，就是「血瘀（血流鬱結）」狀態下的虛寒。這種類型的人症狀多半出現在腰部以下，尤其是兩腿。

## C區：攝取過多冰冷食物的類型

通常是吃了太多冰冷的、容易讓體溫下降的食物，或是經常待在冷氣房，或是為了愛漂亮而常穿暴露的服裝，讓自己處於受寒的環境中。像這樣體溫由於外在因素下降過多，身體為了不讓多餘的熱能流失，導致四肢末端冰冷的情況也很多。

## D區：體力低落型

這類型的人原本體力就不算好，又因年齡增長、過度減重、貧血等原因而體力衰弱，因此體質變得虛寒。經常會合併全身感到寒冷、容易疲倦、精神不濟等症狀。

各位讀者符合哪種類型的特徵呢？圖三其實是經過簡略化的，沒有辦法呈現所有狀況，像是有些人介於A、B、C型之間，或是合併三種以上的類型。接下來就要針對個別的類型，告訴大家改善對策。

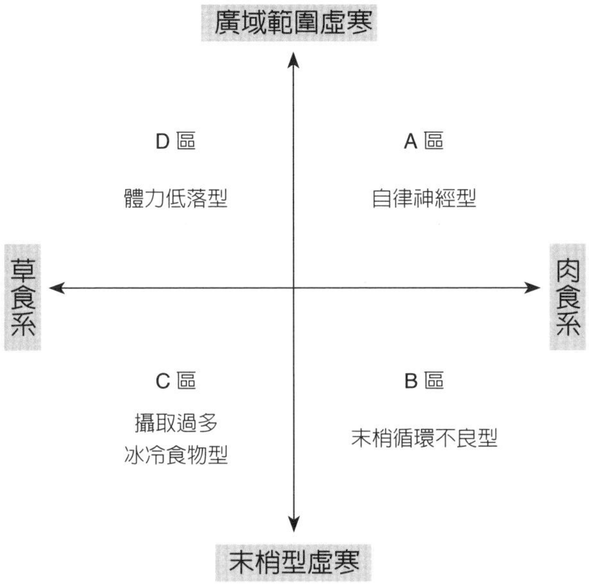
廣域範圍虛寒
D 區
體力低落型
A 區
自律神經型
草食系
肉食系
C 區
攝取過多
冰冷食物型
B 區
末梢循環不良型
末梢型虛寒

圖三

# 40 祛除畏寒的生活指南・對抗不同類型虛寒的對策

## A區：自律神經型

這種類型的人屬於自律神經失衡、溫度調節功能不佳，多數都是面臨更年期的荷爾蒙失調，或是日常生活壓力過大、睡眠不足等生活不規律的人。特徵是合併心情煩躁、壓力無處釋放等症狀。

此外，儘管體溫已經不正常降低，卻因溫度調節失衡，上半身會突然燥熱、盜汗，很多人都表示有熱潮紅及忽冷忽熱的症狀。

因為體力不算差，所以對工作總是過分投入，睡眠時間少於六小時，用餐、排便、就寢的時間都不規則。如果你經常因為身體不舒服而放假時睡一整天，請檢視看看生活步調是否已經混亂，生理時鐘也可能已經不正常了。

生理時鐘會告訴我們應該白天活動、夜晚休息，體溫也會配合這樣的節奏變化，白天比較高、晚上比較低。如果生理時鐘紊亂，體溫就無法配合活動狀態而升高或降低，是造成畏寒症的原因之一。首先，我們要做的就是將生活習慣規律化。

- 工作不要太拚命。
- 晚上十二點前一定就寢。
- 以睡眠時間六～七小時為目標。
- 好好吃早餐，養成早上排便的習慣。
- 週末更應該早睡早起，不要把前一星期的疲勞帶到下星期。

此外，從事慢跑、體操之類較輕微的運動或休閒可以減輕壓力，適當攝取鈣質等的礦物質，或是肉桂、薄荷、芹菜香味強烈的食材，能夠幫助安定神經。

另外關於更年期的問題，若有畏寒或忽冷忽熱的症狀，用中藥或荷爾蒙療法都可緩解。

### B區：末梢循環不良型

如果血流不順、循環不好，水分和養分就無法輸送到需要的部位，熱能、荷爾蒙、溫度的調節也就不能正常運作。這一區的人飲食偏向以肉食為主的西方料理，因此對健康產生不良影響。

如果之前曾經被醫生診斷是肥胖、高血脂、高血壓、糖尿病患者或是高危險群，就更要特別注意。成人病嚴重到某種程度，就會造成血管老化，進而形成虛寒體質。

更極端的情況就是閉鎖型動脈硬化症，通往四肢的血管都阻塞住，以至於感覺不到疼痛和冰冷。如果還有肥胖的問題，表示身體的肌肉比例少，生產的熱量也會降低。

此外，以中醫的理論來說，血流不順、能量循環停滯的狀態稱為「血瘀」，但並不一定是指血液方面的問題，也可能是指女性的月事不順，或是荷爾蒙異常，這些都會造成畏寒、肩頸僵硬、黑眼圈等各種方面的症狀。中醫認為「血瘀」跟肉食也有關聯性，所以飲食方面要特別注意。如果攝取了較多的肉類，就要記得多補充蔬菜類來均衡，或是多做走路、慢跑之類增進血液循環的有氧運動，才能改善身體狀況。

在食物方面，**可以多吃富含DHA和EPA的青魚脂肪，或是改用橄欖油等促進血液循環的油品烹調。也可以嘗試針對脖子、背部、腰部的柔軟體操和按摩，每天都提醒自己多多改善血液循環。**

## C區：攝取太多冰冷食物型

是因為攝取太多寒性食物，或長時間待在冷氣房，才造成體質虛寒。一種是身體為了保住熱能造成手腳冰冷，另一種則是吃太多冰品造成的腸胃虛寒。

這類型的人需避免讓體溫下降的生活習慣，尤其是飲食攝取和減重方式。根據藥膳和中醫的觀念，食物分成熱性、溫性和寒性，此類型的人，特別需要注意不要攝取過量的寒性食物。

寒性食物例如水果（尤其是熱帶水果）、生菜、白砂糖、麵包、冷飲等等，很受歡迎的減肥食品，如小麥草汁、優格、沙拉、香蕉，其實都是寒性食物的代表。另一方面，溫性和熱性食物則有動物性食品、根莖類、煮熟的蔬菜、熱湯或味噌湯，以及薑、大蒜、肉桂等辛香料。並非想否定某些減重法的效果，只是建議想擺脫虛寒體質的女性，不要看著減重書照本宣科，應該要針對身處的環境或自己的體質做調整。比方說，「有畏寒症的人，就不應該在下雪的冬季早晨喝小麥草汁，或是吃麵包和生菜沙拉，而可以將這些飲食移到午餐，早上改吃白飯和味噌湯。」

**泡長澡、半身浴、走路或慢跑類的有氧運動也對提升新陳代謝很有幫助，不妨試試。**

## D區：體力低落型

這類型的人要不是原本體力就衰弱，不然就是因為年齡、貧血、荷爾蒙異常、過度減重造成體溫無法順利調節。這類型的人多半會伴隨有全身性的畏寒，容易疲倦，精神不濟。

四十歲之後的女性，或多或少都會出現這種類型的虛寒症狀。如果還像二十幾歲的時候一樣連續熬夜，以分秒計的方式安排工作，或是過著下班總接近末班車時間的生活，體力一定會大幅衰減。希望這些女性可以將生活排出優先順位，避免過勞和睡眠不足，不要太勉強自己，好好建立起基礎體力。

在飲食方面，三餐正常之外，也要均衡攝取肉類、根莖類、米飯、芋類等各種溫熱性食物。**運動方面，在體力培養起來之前不要操之過急，先從事瑜珈、伸展體操等溫和的運動即可。**

# 40 現代醫學的畏寒對策

畏寒症多半源自於生活習慣，所以許多人主張自我治療。即使如此，如果是相當嚴重的畏寒症，到醫院求診也是選項之一。看醫生的時候，有兩點需要特別注意：

- **診斷畏寒症是否是某種病症的徵狀**。
- **經驗專業判斷，得到治療畏寒的處籤藥**。

最重要的是，就是透過西醫檢查得知畏寒症是否屬某種疾病的徵狀。以四十幾歲女性來說，畏寒症通常不會是其他病的症狀，但是臨床顯示，某些疾病的確會透過診治畏寒症而發現。像是動脈硬化等血管老化造成的疾病，或是甲狀腺素、女性荷爾蒙方面的疾病，或是憂鬱症等精神疾病。如果是糖尿病、高血脂之類的成人病患者，要特別注意月經週期過長、異常停經等問題。

成人病及荷爾蒙異常是可以透過血液檢查快速發現的，如果你為畏寒所苦的話，不妨好好接受一下醫療機關的檢驗。現代醫學非常重視血管老化的問題，因為它不僅會造成畏寒症，對於全身性的老化都有密切的關連。

最近有一項針對日本百歲以上人瑞進行的研究，發現六個與長壽有關的基因。很有意思的是，這六種長壽基因當中，有四種是血管收縮素、Apo-E 基因、Apo A-II 基因、血纖維分解原活化基因，都是與調節血管和血流機能相關的基因。

由此可知，防止血管老化不但能夠促進血液循環、改善畏寒症，還能預防心臟病和腦中風。此外，減緩血管老化也可以預防皮膚老化。最近有許多醫院，都會使用改善血管老化的動脈硬化的藥劑，效果也很不錯，像是能夠擴張血管的前列腺素製劑、存在於鮪魚眼後方及魚肉脂肪中的不飽和脂肪酸（DHA）、二十二碳烯酸（EPA）等等*。

其中DHA和EPA都有做成市售錠劑，大家應該都很熟悉。據說北極的因紐特人由於攝取較多魚肉，很少罹患動脈硬化等疾病，所以醫界很期待不飽和脂肪酸的效果。

最近研究顯示，像Epadel這類用EPA製成的藥物不但能夠改善動脈硬化*，還能減少血液中不好的脂肪成分，具有預防血管老化的附加效果。因此專家認為，這類藥物說不定對於治療、預防源自高血脂或血管老化的畏寒症，甚至是延緩老化都有效果，正在積極研究當中。

## 40 中藥可以治療畏寒症嗎？

但有很多類型的畏寒症並不屬於西方醫學治療的範疇。因此有些患者就醫後仍然查不出原因，或許找不到有效治療的方法。

中醫將這些並不算是疾病的狀態稱為「未病」，而畏寒症正是屬於未病的一大問題，因此有相當多因應的治療法，其中效果卓著的不在少數。

至於實際的治療法，會先依據前面所述的體質分成四種類：

(1)自律神經型。

(2)末梢循環不良型。

(3)攝取過多冰冷飲食型。

(4)體力低落型。

再進行對症下藥。一般來說，醫生多會使用以下的藥方：

(1)**適用運用調整自律神經平衡的藥方**：加味逍遙散、苓桂朮甘湯，或是針對體力衰弱、促進血液循環的溫經湯。

(2)**以祛除「血瘀」為重點，根據患者體力狀況，選擇**：桂枝茯苓丸、當歸芍藥散、當

＊藥物使用請諮詢醫師。

歸四逆加吳茱萸生薑湯等等。

(3) **適用從體內溫熱、包括胃部在內的器官**：真武湯、人參湯。

(4) **適用補充體力**：補中益氣湯、十全大補湯。

這類藥方也有製藥廠推出科學中藥或藥丸，服用較為方便。如果要徹底進行體質改善，就要觀察患者的體力、生活習慣、症狀，以及判斷構成身體的三要素「氣血水」的狀態，再根據第一次開的處方效果來慢慢調整。由於必須視每個患者的情況不同而量身打造，所以治療方法可能是五花八門。

此外需要注意的是，中藥治療的基本是將藥材熬成湯藥，如果服用科學中藥或藥丸，由於成分含量高低不同，效果可能也有出入。如果覺得服用科學中藥或藥丸後效果不彰，不妨前往處方湯藥的醫療院所嘗試看看。

## 40 畏寒症應該看哪科？內科？婦產科？中醫？

談到畏寒症，最常被問到：「應該看哪科比較好呢？」如同前面所說，畏寒症與體力、飲食、運動量、睡眠等生活習慣，以及內科疾病或荷爾蒙異常有關。首先必須確定造成畏寒的疾病是否可醫治，因此先向可以做全身檢查的內科求助或許比較妥當。

有些人生理不順，在生理期前後特別會感到畏寒，或是在更年期後畏寒症狀轉劇，就應該將婦產科也列入考慮，荷爾蒙補充療法或許對於改善症狀有幫助。

以畏寒症來說，除了借助西方醫學的技術之外，說不定中醫的診治方式更能夠對症下藥。（請注意，並不是每個人都符合這種情況。優秀的醫生應該會根據你的狀況，提供你更多建議。）

## 40 如何選擇診治畏寒症的醫師？

以西方醫學的觀點來說，很多畏寒症患者的身體沒有異常。由於缺乏客觀指標，又牽涉到體質、習慣、環境等等複雜因素，所以患者提供的情報就成為診療的重要關鍵。

中醫師對於診治女性虛寒時的注意事項，是這麼闡述的：「像是生產時遇到的狀況、停經的年齡、對壓力的感受等等，醫師的問診必須鉅細靡遺，找尋女性特有的纖細神經與病徵間的關係」。畏寒症的治療並非一蹴可及，必須慢慢從體質開始調理，所以找到好溝通、懂得傾聽的醫師非常重要。

有一篇文章，就是針對慢性疾病的患者如何找到適合自己的醫師。雖然情況跟畏寒症不盡相同，還是引用出來讓讀者們參考：

「首先最重要的，就是要找到能搏得你信賴、能夠跟你發展出友好關係的醫生。（中略）跟一個醫生是否合得來，或許很難第一眼就看得出來，需要多兩、三次的相處。如果醫生解釋事情時很仔細、有耐心，臉上經常掛著笑容，情緒也很穩定，應該就不會有太大的問題。相反的，如果總是板著一張臉，又惜字如金，只用一些艱深的專有名詞，缺乏同理心，不注視患者的雙眼，或是明明症狀輕微卻一次做了一打的檢查，這種醫生就要特別注意了。」

向醫療院所尋求畏寒症的治療協助時，首先就必須找到合適的醫師。像這樣先針對醫師做一些了解，然後就醫時明確、詳盡描述自己的狀態，就可以讓診療經驗的滿意率達到八成。**找到適合自己的醫師是最重要的。**

# 三

# 如果疲勞如影隨形……

## 40 是否覺得怎麼休息都無法恢復精神？

二十幾歲時經常連續熬夜、私生活非常活躍的你，是否過了四十歲，卻忽然感到力不從心呢？不管是職場責任逐漸加重，或是養兒育女帶來的壓力，都讓四十幾歲的人特別感到身心俱疲。對於三十～四十歲的女性來說，如何與「疲勞」和平相處便成了不得不面對的課題。

那麼，我們該如何面對「疲勞」？

- 察覺到自己的「疲勞」（早期發現）。
- 感受到「疲勞」時立刻對應（早期治療）。
- 做好生活管理，避免「疲勞」產生。

我們將針對這三點探討疲勞發生的原因，以及如何加以改善。

## 40 就算醫院檢查「正常」，「疲勞」就是免疫力降低的表現

由於「疲勞」而產生的「疲勞感」或「倦怠感」，並不一定會呈現在檢查數據上，也

不容易找出確切的原因。然而根據目前的研究指出，「疲勞」其實是身體免疫力下降的重要徵兆。我們在面對形形色色壓力的過程中，對於病原體的抵抗力（免疫力）會下降，潛伏在體內的病毒變得活躍，進而引發「疲勞」。

有一種稱為「慢性疲勞性症候群」的疾病，症狀是強烈的疲勞感會持續數年之久。一般性的檢查無法找出異常，因此長久以來這種疾病都被視為原因不明。但是近來的研究發現，若是人類感染到一種造成老鼠罹患白血病的病毒，就會出現強烈疲勞感的症狀，這是「疲勞」與病毒相關的一個明確例子。

儘管如此，發覺疲勞卻不如想像中簡單。某個研究單位研發出一種疲勞度診斷藥，能夠客觀的評量疲勞程度。生活在人工環境的現代人，居然需要依賴藥物來測量自己的「疲勞」，可見我們對於身體發出的聲音有多麼遲鈍。

因此，只要我們感受到輕微程度的「疲勞」，都不應該等閒視之，應該「儘早、謹慎」的採取對策。不要用「勉強一下無所謂」、「喝一點精力飲料就可以撐過去」來自我欺騙，只要一覺得「累了」，就應該休息、睡一下、補充營養，然後時時檢視生活型態。妥當運用「疲勞」這個警訊，對於超過四十歲的人來說是預防疾病的重要防線。

# 40「疲勞」的表現每人不同，找出屬於你的疲勞訊號

察覺疲勞需要一點祕訣的。每個人對疲勞的表現都不盡相同，也有可能以「疲勞感」以外的形式呈現出來。了解自己對於疲勞的獨特反應，才能夠及早發現。例如我自己，只要一累就會得口內炎。我認識的一位女醫生，則是一累以前騎馬時受的腰傷就會疼痛。認識屬於自己的疲勞訊號，就可以即時察覺身體發出的警訊。

至於「疲勞感」以外的疲勞表現，請參照表一。

大部分是「心情煩躁、心情低落」這類的精神症狀，也有人會出現「頭痛」、「肩膀緊繃、腰痛」這類的疼痛症狀，另一種則是被稱為「身心症」的內科症狀。

當發現自己出現獨特的疲勞訊號，可以頭痛就服用頭痛藥、腰痛就貼藥布……針對不同的症狀做出因應是很重要的。即使不舒服的程度並不嚴重，也不要自我催眠，儘早將症狀解決，就長期健康來說並不是小題大作。許多年紀輕輕就罹患腦中風的患者，病發前都曾抱怨身體不適。如果他們沒有將徵兆等閒視之，或許會有不同的結果。例如我，就算行程已經排滿滿，只要發現口內炎，就會排出空檔、多休息、調整飲食的營養均衡。這麼一

來就可以大幅降低得到重感冒的風險。如果只是單純的疲勞，採取因應對策的話最多一個星期內就能夠改善。如果疲勞怎樣都無法消除，請儘快去接受檢查吧！

**表一　各式各樣的疲勞**

| 疲勞的類型 | 疲勞的訊號 | 診斷名稱（如果有這些病症，疲勞時可能會變嚴重） |
|---|---|---|
| 全身性症狀 | 疲勞感、倦怠感、容易感冒 | 慢性疲勞症候群、糖尿病、肝病、憂鬱症 |
| 精神性症狀 | 煩躁、易怒、焦慮、緊張、失眠 | 憂鬱症、神經疾病 |
| 疼痛症狀 | 頭痛、腰痛 | 偏頭痛、筋肉緊張型頭痛、腰痛 |
| 循環器官症狀 | 心悸、暈眩 | 心臟神經疾病、心律不整、緊張、狹心症 |
| 呼吸器官症狀 | 氣喘、上氣不接下氣、呼吸不順暢 | 過呼吸症、心因性氣喘、氣喘 |
| 消化器官症狀 | 腹瀉、便秘、腹痛 | 腸躁症、胃十二指腸潰瘍 |
| 皮膚科症狀 | 皮膚炎、口內炎 | 異位性皮膚炎、口內炎 |

## 40 你疲倦的原因是什麼？了解自己的疲勞模式

想要早期發現「疲勞」並且對症下藥，就必須了解「疲勞」的原因和類型。

容易疲倦的原因有以下四種：

・工作繁重型
・體力消耗型
・體力低落型
・精神壓力型

雖然不能一概而論，但我們大致可依照工作量的多寡、工作與生活的內容，將人分成辦公桌為主的用腦派，以及體力勞動為主的體力派，較為容易找出對策。（請參考圖五）

### A區：工作繁重型・需要有自覺

A區的人工作內容是以事務性為主，很多屬於此類型的人對體力小有自信，工作面也得心應手，也許擔任企業裡重要的職務，也許從事醫生、律師之類的專業工作，或是創意

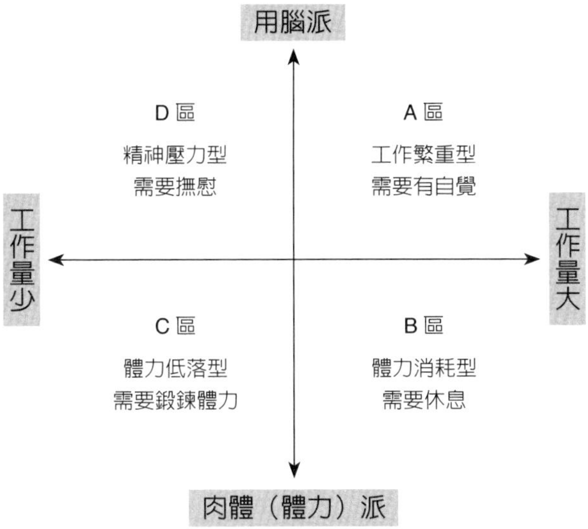


圖五

產業的人才。A區人大部分的疲勞，都來自於從事超過自己體力的狂熱工作，不論是個性或是生活型態，都屬於容易引起心肌梗塞的類型。明明很累了卻感覺不到，或是對體力太過自信，削減睡眠時間去工作，你是否從未對這些狀況進行任何補救呢？這種類型的人可能因為放置疲勞不管而變成D區人，甚至造成心肌梗塞或腦中風，增加猝死的可能性。首先最重要的，是發現你自己其實很累了。

## B區：體力消耗型・需要休息

B區的人多半從事需要體力的勞

動，像是幼兒園的老師、職業看護，或是在帶小孩或長期照顧親人的人。跟A區的工作狂型一樣，有對工作過度投入的傾向，但是由於經常覺得肩頸腰的肌肉痠痛，所以對於自己的疲勞有某種程度的認知。建議只要一感到疲勞，就要馬上休息。因為對工作付出太多心力，所以不一定能夠抽出時間休息，但是偶爾依賴一下同事或家人也是必要的。

### C區：體力低落型・需要鍛鍊身體

C區的人處於必須使用某種程度體力的狀況，但是總會力不從心。這種類型的人可能由於使用錯誤的減肥方式，或是偏食的緣故，身體缺乏足夠的營養；可能是生活不規律，導致生理時鐘失調的人；也可能是患有某種疾病的人。

若是你覺得比起其他同事或媽媽，自己的體力好像差很多，就需要特別注意，甚至尋求醫療協助。根據最近的調查顯示，其實大部分的女性都有輕微貧血（缺鐵）的症狀。除了重新檢視生活習慣之外，嚴重時最好求醫治療。

### D區：精神疲勞型・需要撫慰

D區的人可能從職場或家庭生活感受到某種壓力，可能屬於完美主義，也可能是想做的事情太多、身體卻無法配合、造成欲求不滿的人。這類型的人的疲倦大部分源自於心理問題，所以放著不管的話可能演變成需要治療的憂鬱症。

關於這種類型的因應方式，會在第四章詳細介紹，簡單來說，就是必須從人、物、時間三方面進行撫慰。

人的方面，不論是家人、朋友、伴侶或是醫生都好，首先必須擁有能夠傾聽心事的對象。最重要的是，這個對象必須摒棄否定或肯定的態度，只是傾聽你訴說狀況。如果對方是男性，必須事前明確地傳達：「我並不是在尋找解決方法，只是希望你聽我說話。」

男性的腦部構造很容易進入解決問題模式，因此若沒有好好事前溝通，你可能聽了更多無謂的說教，累積更多壓力。（當然，也有些人的狀況是有問題需要立即解決的沒錯。）

可以多準備能讓自己安心的物品和環境。比方說在房間用精油薰香，或是使用喜歡的沐浴用品，放置喜歡的娃娃等等。應該擁有讓身心完全放鬆休息的時光，也就是完全遠離造成壓力的原因。當然，如果可以用意識切換上工和休息時間是最好不過了，但是人類的腦並不像機械一樣，可以靠一個開關就轉換自如。

在大部分的場合，我們都需要有某種契機，或者說是「儀式」來藉此擺脫壓力。比較簡單的像是：刺激五感、活動身體。

比方說吃美味的蛋糕、聽喜歡的音樂、用喜歡的精油薰香、去散一場步都很不錯。對每個人來說的最佳儀式都不同，如果長久使用某一種特定儀式，也有可能造成心理上的依賴。

我們應該多發掘幾種適合自己的放送方法，此外，也有人會利用呼吸法之類的方式幫助自己靜心。（詳情請參考第四章）請找出適合你的儀式吧！

## 40 減法式健康法是通往健康的捷徑

四十幾歲的女性在職場上如魚得水，私人生活也很充實，在家庭裡擔任的角色也變得多樣化，總之就是忙得分身乏術。不得已的應酬，或是因為突如其來的任務時間被壓縮，這類狀況也是家常便飯。

像第71頁提到的A區人和B區人，尤其符合這樣的狀況。我給這類女性的建議，就是

「不要加油」。體力不錯的人，經常因為這個也想做那個也想做，總會太過勉強自己。

我曾經聽過一位三、四十歲的女醫生，要帶小孩、做家事又要看診，照從前三十初頭的習慣拚命猛衝，結果發現體力和時間安排都無法負荷，最後搞得自己慘兮兮。

根據東方醫學專家的說法，從二十五歲～三十五歲這段時間的能量到達顛峰，也就是所謂的「氣」，會隨著年齡而逐漸減少。在第一章也曾提到，四十多歲女性在安排公私兩方面的活動量時「不要太貪心」，盡量保持生活單純的減算健康法是非常重要的。

一流的運動選手如何管理健康，是我們很好的借鏡。像是四十四歲仍然活躍於體壇的足球選手三浦和良，他的祕訣就是不貪心，實行只從事最基本活動量的減算健康法。同樣身為足球選手的長谷部誠表示：「阿和就算跟大家一起應酬吃飯，到了自己決定的時間，也會說聲『明天還要練習』就乾脆走人，不會受別人影響。」了解自己體力的極限，徹底管理每天的活動量，這對運動選手來說是達成最佳演出的基本。

所以說，運動選手值得我們參考的行動模式有：

- **不貪心**。

・不受別人影響。

・**不將自己的能量瓶用到一滴不剩。**

根據東方醫學專家概算的結果，四十歲之後，我們有二十％的能量都必須用於維持身體正常運作。就連體能狀態極佳的運動選手，都必須留心體力的極限，三十五～四十歲的女性更不應該活動到能量一滴不剩為止，應該先減去二十％，也就是採用以最多八十％的活動量為目標的減法式健康法。

## 40 健康的祕訣：生活節奏規律化、擁有自己的時間

維持一定規律的生活模式，對於維持健康是非常重要的。舉一個最常見的例子，就是時差。時差讓我們的生理時鐘與晝夜更替變得不一致，所以身體會覺得不舒服。不規則的睡眠習慣，也會讓體溫調節機能出狀況。你是否曾經因為熬夜，不舒服的感覺一直持續到第二天、第三天？從四十歲開始，適應生活節奏的變化是需要額外能量的。

四十歲之後，我們必須以一個星期、一個月、數個月的周期為考量，來制定每天、每週、

每月的生活模式，平均分配工作、運動、休息的時間。週末和假日的安排方式須特別注意。有人習慣週五熬夜，然後週六、週日來補眠，這樣會破壞生活節奏。用「時間管理」這個字眼似乎顯得很困難，事實上連小學生都每天實行，也就是學校的時間分配表。我們也可以試著規劃看看一天、一週、一個月的時間表，最好是白紙黑字寫下來。剛開始嘗試時，或許光排兩、三天後的預定行程都覺得綁手綁腳。如果覺得太難，就先從寫下今日一天的待辦列表開始，然後反覆檢視即可。

根據腦專家的研究，其實我們很少能清楚意識到「下一步該做什麼」。為了讓行動更有效率，我們需要不斷確定行程表，檢視今天一天、上午、下午、下個小時、做完這件事之後該做什麼，就能防止行程表出現「無謂、無心、無理」三大非效率要素。雖然這只是生活上的小習慣，但是多用一點心，我們就能提升生活效率，讓身體不至於經常處於疲倦狀態。

## 40 透過飲食來預防、消除疲勞

要養成不容易疲勞的體質，留意攝取的營養品質是非常重要的。尤其是屬於體力低下型的人，想預防疲勞或是消除慢性疲勞，就必須徹底改善飲食內容。

我曾經詢問過一位七十幾歲依然活躍的女社長，關於她保持健康的祕訣。她說自己從不特別遵守什麼規則，只是從四十多歲開始，三餐就都以蒸蔬菜為主。她的經驗讓我格外體會到食物的重要性。

以四十幾歲的女性來說，能夠預防、消除慢性疲勞的飲食有兩個重點：

**・針對預防貧血。**

**・考慮營養均衡。**

## 40 預防疲勞、改變體質的貧血對策

「貧血」的主要原因是體內的鐵質不足，輕度的話會容易疲倦，重度則會造成頭痛、肩膀僵硬、暈眩、呼吸困難、昏迷等症狀。尤其是生理不順或是經血過多的人，特別容易有貧血的困擾，甚至需要就醫治療。

若是健康檢查時血液檢查的血紅素（Hb）值在十以下就需要特別注意，醫院會處方

口服鐵劑來治療，以及進一步檢查是否有子宮肌瘤、子宮內膜異位之類的婦科問題，或是胃潰瘍等消化器官問題。就算沒有出現上述症狀，專家也指出現代大部分女性體內的含鐵量都不足（可以透過抽血檢查鐵蛋白得知貧血程度），約有十%的女性是缺鐵性貧血，四十%是被稱為缺鐵症候群的貧血預備軍。如果經常感覺疲倦，或是月經來潮時身體非常不適，就應該考慮針對貧血治療了。此外，**除了多攝取含鐵食材之外，也要攝取幫助鐵質吸收的維生素C，是預防貧血的基本。富含鐵的食物有：肝臟，乳製品，羊栖菜、烤海苔等海藻類，小魚乾，黃豆或納豆，西洋芹，菠菜，小松菜等。至於維生素C，新鮮水果及黃綠色蔬菜的含量都很高。**

另外，以絕食為主的極端減肥法會導致鐵質和維生素C的攝取不足，也會造成貧血。每天三餐、餐餐均衡是非常重要的。

## 40 如何改善女性常見的不均衡飲食

營養均衡的飲食，對於養成不易疲勞的體質是很重要的。早、中、晚定時定量，各種營養素均衡攝取（以營養學來說，五十％碳水化合物、二十％脂肪、三十％蛋白質是最理想的），這兩點是規劃飲食時的重點。

- 三餐都要吃（想減量的話可以晚餐簡單吃）。
- 一菜一湯也好，從早餐就要攝取蔬菜。
- 碳水化合物不宜多，用八分飽控制熱量。
- 積極攝取多種顏色蔬菜。
- 主菜要包含肉、魚、豆三類。
- 酒類、甜食等嗜好品要控制攝取量。

## 40 「早餐只喝果汁」的生活會引起疲勞

專家指出，**容易疲勞的原因之一就是糖分（碳水化合物）攝取過多**。富含糖分的食物有白飯、麵包、麵類之類的主食，以及芋類、南瓜之類的根莖類蔬菜，還有甜食等等。

經常外食，或是飲食以便利商店、速食店為主的人，攝取的營養素特別容易不均衡。

根據日本厚生勞動省（相當於衛生署）的國民健康調查指出，日本人的碳水化合物（糖分）攝取量有逐年增高的趨勢。攝取過多糖分，有可能造成糖尿病，或是耐糖量異常這種糖尿病的前兆。罹患糖尿病或是前兆疾病的人，如果還伴隨有肥胖症狀，表示身體無法有效的運用養分，因此容易疲勞或感到倦怠。貧血和成人並同樣都是造成容易疲勞體質的指標。喜歡碳水化合物，尤其是甜食、洋芋片等零食的人必須特別注意了。

此外，早上、中午只吃麵包或御飯糰，或是只喝市售的蔬果汁的人，攝取到的營養素幾乎只有糖分，而且也是造成體質虛寒的原因之一。市面上賣的營養飲料，內容物以葡萄糖、果糖為主，也會造成糖分攝取過多，所以不能多喝。一天只吃一餐，或是三餐分量差距很大的人，都屬於飲食不規則的族群，容易在晚餐時間一次進食過多。只吃主食類、飲食內容不均衡的人，也容易攝取糖分過量。

## 40 含有豐富維生素、植化素的蔬菜不能忘

要養成不容易疲勞的體質，同時也改善現有的疲勞症狀，就必須多吃含有維生素、礦

物質、纖維質等有益成分的蔬菜。專家建議，我們一天最好攝取三五〇～四〇〇公克的蔬菜，其中包含一百二十公克的菠菜、小松菜、胡蘿蔔、南瓜等黃綠色蔬菜。

不過以日本人來說，每天平均的蔬菜攝取量只有二百九十公克，黃綠色蔬菜也只有九十八公克，比起建議攝取量少了許多，推估是因為外食較多，飲食不均衡的緣故。要改善蔬菜攝取不足的問題，就要有意識的改變飲食內容。大家應該都知道，當我們過度活動，或是受到感染、發生炎症、遭受物理性壓力等等的狀況，身體就會製造出活性氧，使身體細胞氧化。這種情況被稱作氧化壓力，會傷害蛋白質和細胞的機能，成為引發疲勞的關鍵。

**尤其是黃綠色蔬菜等顏色鮮豔的蔬菜，富含維生素C、維生素、β胡蘿蔔素，以及鈣質等礦物質，對於抗氧化有很大的作用，對於恢復精神是不可或缺的。**

除了維生素之外，蔬菜中還含有「植化素」這種有益成分，是知名的抗氧化物質。另外還有一些黃綠色蔬菜的色素成分也有抗氧化效果，像是番茄的茄紅素、紅椒的紅椒素都廣為所知。除了黃綠色蔬菜之外，高麗菜、花椰菜、白菜、白蘿蔔等十字花科蔬菜，以及洋蔥等百合科蔬菜，都含有可以改善氧化壓力的硫磺成分。

## 40 攝取蔬菜要記得「七彩鮮豔」原則

有意識的攝取容易不足的蔬菜，是預防疲勞的重點之一。野菜的有益成分不應透過營養補充劑來單獨攝取，而是從多種蔬菜直接攝取，營養效果才會加倍。

蔬菜分成食用葉子（葉菜）、果實（果菜）、莖（莖菜）、根（根菜）四個種類，四種都均衡攝取是最重要的。葉菜和果菜富含維生素和礦物質，莖菜含有植生素和食物纖維，根菜則含有泥土中的礦物質及食物纖維等有益成分，各有不可取代的優點。

製作蔬菜沙拉的時候，不妨加入綠色、黃綠色、黃色、紅色、藍色、白色等多種色彩，讓沙拉充滿青色能量吧！

〈吃蔬菜也要講究平衡〉

| | | | |
|---|---|---|---|
| 葉菜 | 菠菜、白菜、萵苣、西洋芹 | 莖菜 | 芹菜、薑、蘆筍 |
| 果菜 | 番茄、南瓜、茄子、青椒 | 根菜 | 胡蘿蔔、白蘿蔔、牛蒡 |

# 40 一餐攝取一種以上的蛋白質來源，可以防止疲勞

食用肉類、魚類、豆類作為主菜也可以預防、消除疲勞。

為了消除疲勞，修復身體因為壓力而受損的蛋白質或細胞是非常重要的。而想要修復身體，就缺少不了蛋白質和胺基酸的補充。一餐攝取一種以上來自肉類、魚類、豆類的蛋白質來源，就能夠藉此獲得優質蛋白質。

**維生素$B_1$、$B_2$、$B_6$、$B_{12}$等維生素B群能夠幫助營養素代謝，對於轉化能量或是利用蛋白質有著重要的功能。**維生素$B_1$與轉化糖分有關，具有改善疲勞和倦怠感的效果。維生素B可以從豬肉、鰻魚等食物中多量攝取，像日本有在炎夏食用鰻魚的傳統習俗，或許正是因為維生素B具有預防夏天食慾不振、體力衰退的效果。想藉由食物恢復精神，就要攝取足夠數量而均衡的蔬菜和蛋白質，因此綜合蔬菜高湯或是白煮雞肉火鍋之類的菜色就相當適合。

# 40 每天定時規律睡六～七小時最理想

「疲勞」的主要原因之一就是睡眠不足。在診療時表示身體不適的多數患者，都是因為忙碌或壓力導致睡眠不足的緣故。在第69頁的疲勞分類表當中，A、B兩區的人以及壓力大的D區人都可能有睡眠不足的問題。

世界的變化極為迅速，再加上受到電視、網路普及的影響，現代人的夜間活動也變得頻繁，造成睡眠時間越來越短。如何改善睡眠，可以說是消除疲勞的根本。

要如何以睡眠消除疲勞才是正確的呢？

・**記得維持六～七個小時的睡眠量**。

・**睡眠的頻率要規律**。

有一項針對睡眠時間長度和死亡率的關聯性調查指出，平均睡眠時間六～七小時的人死亡率最低，而一旦少於四個半小時死亡率就會急遽上升。有些人由於體質的關係，就算睡眠時間短也不會引起身體不適。但是對於大多數人來說，六～七小時的睡眠量是最適中的。

以診療時的印象來說，很多人睡眠時間少於五個小時就會感到體力不支。就我自己而言，每次睡眠時間不滿五小時，兩三天後就會感染感冒或是口內炎，屢試不爽。另外，若是長期睡眠不足，腦部就會分泌出「飢餓素」（ghrelin）這種蛋白質，它會刺激我們的食慾中樞，造成肥胖或糖尿病，身體對抗疲勞的機能也會越來越差。

## 40 睡眠不足與微醺對腦部的影響程度是相同的

睡眠不足除了對於身體有直接的影響，對於腦部也有間接的影響。睡眠不足會導致集中力減弱，進而成為無心過失的原因。根據研究指出，睡眠不足時的集中力渙散程度，跟微醺時是一樣的。無心過失就算無傷大雅，也會改變工作的流程，彌補過失也會造成勞力和時間的浪費，更會壓縮或打亂行程表，導致效率低落。若是情況頻繁發生，就會產生睡眠不足—無心過失—更加忙碌這種惡性循環。

即使是因為工作忙碌而削減睡眠時間，也不如我們想像中有效率。更何況，長期睡眠不足可是造成憂鬱症及過勞死的原因。

## 40 「灰姑娘式睡眠」能夠提升荷爾蒙分泌，快速消除疲勞

維持睡眠的節奏也是非常重要的。在提到體溫的章節也曾經提到，睡眠具有維持生理時鐘的機能。即使是睡眠時間充足的人，若是就寢時間不規律、晝夜顛倒、總是半夜兩三點才睡，生理時鐘依然很有可能變調。

像是空服員或護士等等，經常夜間值班、睡眠節奏不規則的人，據說罹癌機率比日間工作的人要高很多，可見生理時鐘與健康之間的關聯有多麼密切。以成長激素為例，它具有促進新陳代謝的功能，對於幫助消除疲勞、促使皮膚代謝具有很大的功效；而這種荷爾蒙也與身體成長息息相關，「一瞑大一寸」絕對不是空穴來風，夜間睡眠後是成長激素分泌最旺盛的時間。

以正常生活模式的人來說，睡眠後的晚上十一點～凌晨兩點之間，是成長激素的分泌高峰。應該在這個時間帶之前就躺在床上，好好利用這個高峰期，才能讓成長激素達到最有效的分泌，同時也是最有效率的消除疲勞方法。

另外，夜間也是褪黑激素這種抗氧化荷爾蒙大量分泌的時候，它能夠消除造成疲勞的

活性氧。當生理時鐘失調，同樣也會影響到褪黑激素的正常分泌。

即使等到週末來補眠，試圖消除週間累積的疲勞，但荷爾蒙並不會配合在此時分泌，等於徒勞無功。除了每天都要有充足的睡眠，在十二點前睡覺，也就是所謂的「灰姑娘式睡眠」也非常重要。

## 40 將夜晚變成療癒時間，是徹底休息的重點

休息的重點，在於利用夜晚時間好好的放鬆。入夜之後，我們的腦會從理性轉換為感性為主。大家是否也有這樣的經驗呢？一想到負面的事情，就忍不住一直鑽牛角尖。當精神性的壓力較大的時候，就容易出現這樣的傾向。**請大家謹記，不熬夜、早下班、保留徹底不工作的時間是很重要的。**

另外，少量的咖啡因或酒精是不錯的轉換心情媒介，但是量太大就會變成刺激物質，降低我們夜晚的睡眠品質。當你感到疲倦，想利用咖啡因或酒精放鬆的時候，請記得要將量減半。除此之外，泡澡和按摩對於促進血液循環、消除疲勞的效果，相信大家都耳熟能

詳了。發現喜歡的溫泉、適合的按摩店，對忙碌的現代人來說是無可取代的至寶。

## 40 在療癒時間活動身體也是一種休息

以健身的觀念來說，要消除肌肉疲勞，比起讓肌肉完全休息，稍微活動一下身體的效果反而更好，也就是所謂的「活動性休息」（Active Rest）。

有一種化學作用叫做「毒物興奮效應」，也就是給身體一點小小的刺激，會比完全不給予刺激的反應更好。活動性休息可以說是毒物興奮反應的運動版本。如果肉體上的疲勞不會太過嚴重，又可以幫助你轉換心情，那麼散步或伸展體操等運動會很適合。另外，即使是休息時間也不要破壞原本的生活步調，是徹底休息的重點之一。

採用效率高的消除疲勞方式，以及培養不容易疲勞的體質，就像是疲勞對策的兩個車輪一樣，缺一不可。

# 四

# 找回心靈健康的二十個方法

## 40 我需要「血清素」！四十歲女性的吶喊

曾經有一位三、四十歲的女性對我說「好需要血清素」的煩惱。血紅素是負責腦神經細胞訊號傳導的角色之一，而缺乏血清素會導致憂鬱症。這位女性具有心理學的造詣，因為覺得自己快要罹患憂鬱症了，所以才會說出「需要血清素」這種話。

就像這位女性的狀況所顯示，四十歲左右的女性在心理層面壓力是非常大的。結婚、生產、升職、異動、就職、搬家、過勞、疾病、親友過世、離婚……等等重大的變化，往往都發生在這個時期，所以特別需要心理關照。有煩惱是理所當然的，只是四十幾歲的女性必須具有與煩惱和平共存，以及不懼怕面對挫折的韌性。在這個章節裡，我將針對心靈面、技術面兩方面，介紹處理心理壓力的方式。

## 40 暴躁易怒時，應該檢視自己的生活模式

心靈的問題不僅可能來自肉體或精神的壓力、人際關係等和環境有關的原因，也有可

能跟「沒有充分休息」「沒有攝取足夠營養」「身體健康發生狀況」「生活中接觸過多刺激物（咖啡因、酒精、吸菸、網路）」等等相關，因此話說回來，大部分的原因都來自於生活模式。

尤其以女性來說，在四十幾歲時面臨重大的變化，女性荷爾蒙的均衡也發生改變，因此容易引起心理上的暴躁易怒。如果你覺得心很累，不妨先檢視看看生活模式是否缺乏規律，然後再根據以下幾個觀點自我觀察：

- 你是否養成了「我必須再加油」「我還有很多不足」這種口頭禪？
- 你是否每天睡眠六個小時以上？
- 你是否有不容易入睡、淺眠的困擾？
- 你的就寢時間是否固定？
- 是否有好好安排年假？
- 是否經常沒吃正餐，卻吃零食、甜食來取代？
- 是否有偏食的毛病？
- 是否有月事不順的問題？

・是否一天喝三杯以上的咖啡、紅茶？
・平常是否經常飲酒？（是否一天超過三百五十毫升的啤酒，或是一杯以上的葡萄酒、日本酒的限度？）
・是否一離開電視、網路就覺得渾身不對勁？

想要解決心靈問題，除了解決煩惱原因之外，同時檢視、調整生活模式也是很重要的。

## 40 煩惱＝有問題？重新檢視煩惱才能夠解決它

我們經常會將「有煩惱」和「有問題」畫上等號。但是令人意外的是，其實煩惱與問題的關聯性並非那麼對等。雖說煩惱就是來自將問題「當作問題」，但是如何看待問題，本來就是根據當事者的立場和周圍的狀況因人而異。

關於這個觀點，有個很有名的例子，就是「杯中的水」。如果眼前有一杯裝了一半的水，你會如何解讀呢？有些人會覺得「杯裡只剩一半的水」，有些人則會覺得「杯裡還有一半的水」。某些人的煩惱，對於另一些人來說卻是恩惠。此外，當我們心想「杯裡只剩一半的水」的時候，思考就會停止；當心想「還有一半」的時候，就會期待接下來的發展。既然改變立場就能改變方法，所以讓自己開始思考「還有一半的水」就是解決煩惱的重點所在。

雖然逞強並非好事，但是下面兩種轉換觀點的方式，是值得我們參考的：

- **從完全不同的另一個立場，思考自己的煩惱。**
- **隔一段時間之後，再重新定義煩惱。**

重新思考是解決煩惱的第一要務。

## 40 積極解決問題的三個方法

積極去解決問題，是能夠最乾脆解決煩惱的方法。對於累積不少人生經驗的四十幾歲族群來說，應該不是難事。

祕訣就在於：

- 不氣餒。

・稱讚自己。

・不要獨自煩惱。

四十幾歲的煩惱，多半是無法立即解決的複雜問題。根據腦專家的研究，解決複雜問題最重要的就是「找到五步就可以解決的問題的第一步」。不管是多微小的一步，踏出第一步都非常重要，不被種種煩惱和不安打倒、持續前進也非常重要。此外，女性的諸多煩惱當中，都隱藏著不安和缺乏自信。我在臨床門診中，經常聽到女性表示「希望有人從背後輕輕推自己一把」。這是因為過了四十歲的女性，通常肩負支持職場下屬和家人的任務，越來越少獲得鼓勵的機會。這種時候，我們應該針對自己一點小小的成功，像是「可以很乾淨俐落的處理工作」、「注意工作細節」等等，毫不吝惜的稱讚「我真是個能幹的女人」、「我的工作能力真強」。擁有愉快、開心、有自信這些正面的感情，人類的能力就會獲得提升，這是心理學家威頓（Welten）所提出的理論。

**不要忘記稱讚自己，正是四十幾歲女性的關鍵字。**

人一到了四十歲，多少具備了某種程度解決問題的技巧與知識，也因此許多人傾向獨力解決煩惱，卻往往走進死胡同。一個人閉門造車，會產生以下的問題：

・缺乏解決問題所需的集思廣益。

・缺乏必要的人手。

・將別人應該做的工作全變成自己的責任。

某位知名實業家曾經說過成功的祕訣，就是「不管是任何內容的煩惱，勇於向任何人請教」。如果是工作上的煩惱，可以向上、向下、向左向右討論；如果是私人的煩惱，就應該向家人或親密的朋友傾吐，所以擁有一個可以毫無顧忌宣洩的管道是必要的。

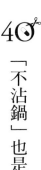

## 40 「不沾鍋」也是四十幾歲的智慧

積極的逃離問題，也是與煩惱和平共存的重要方法之一。

正向思考法曾經流行過一陣子，但是這種正面迎向煩惱的生命哲學，即使在二十～三十歲的時候行得通，但是對於公私兩方面都充斥沉重的問題、體力值也有限的四十幾歲來說，執行起來並不如理論那麼容易。懂得圓滑的閃躲問題，也是很重要的一種處世態度。

閃躲問題的技巧：

・考慮自己的體力值已經不如二、三十歲時。
・與周圍的人的聯絡、請求協助、交接要確實做好。
・增加可以逃避的狀況。
・不要做放著不管也不會發生問題的事情。
・關於無法馬上解決的問題，做當下治標的處置也不要覺得心虛。
・學會聰明說不的技巧。

與煩惱保持適當距離，創造容易因應煩惱的環境也是一個好方法。有一種心理療法叫做森田療法，就是依照這樣的理論構築而成。

・暫時阻斷迷惑心靈的刺激。
・暫時投入眼前的工作或單純作業，將注意力朝外部發展。

當我感到精神上的壓力，我也會嘗試做一些手工藝，讓心靈放空、遠離壓力，即使只有短短三十分鐘，也會覺得心靈被洗滌一淨。有人建議有煩惱的時候可以進行掃除，其實也具有跟單純作業相同的效果。與煩惱保持一段距離，然後客觀的觀察煩惱，也是解決煩惱的重點之一。

## 40 四十幾歲的煩惱需要「忽視力」來解決

不管是工作狀況、職場人際關係、結婚、育兒煩惱……許多四十幾歲女性的煩惱都需要花時間慢慢解決。近來有一股風潮，認為問題就應該雷厲風行的處理，但是許多問題就是要用時間換取成果，急於一時只會帶來不必要的焦慮。

關於需要等待時機的問題，我們一方面不要讓自己被問題壓垮，另一方面也必須學會忽視的本事。這種與時間抗戰的問題，經常會因為出乎意料的事情出現轉機，進而導向正向的結果。

當然，如果只是一味的等待，就會變成傻傻的守株待兔。在情況產生變化之前先忽視暫時無法解決的煩惱，是對抗煩惱相當重要的一環！

## 40 夜晚必須進行「回到本壘」的儀式

現代人由於面對各種壓力，暴躁、焦慮、心跳加快的狀況應該很多。至少在晚上入睡之前，我們應該從過度緊繃的精神狀態解放，擁有療癒的時光，對於心靈甚至是身體的健康是非常重要的。不過，要將從暴躁、焦慮、心跳加快的狀態解放的心靈切換到平常心，是需要一點訣竅的。

運動選手為了在賽前保持平常心，會在上場前進行一些特殊的儀式。像是大聯盟的鈴木一朗選手，在走上打擊區前會不斷空揮；奧運游泳選手北島康介，在跳入水中之間會拍打自己的手臂。一流的選手們都會透過獨特的儀式，來幫助自己恢復平常心。

為了療癒及保持平常心，我們可以重複同樣一種儀式，將它變成習慣，就可以簡單的幫助自己放鬆。為了療癒的儀式，以能夠刺激副交感神經的活動為佳。

- 給自己獎勵。
- 深呼吸。
- 溫熱身體。
- 接觸美好的事物。

上都是相當有效的方式。特別在吐氣的時候，心中可以默念前面提到的「你做得很好」「一切都很順利」等等自我肯定的心理暗示，會達到事半功倍的放鬆效果。

## 為了心靈，讓身體加溫

身體受寒時，交感神經會變得活躍。加上現代人平日多坐在辦公桌前，肩頸、背部、腰部的肌肉多半僵硬，無法說進入就進入療癒模式。幫身體加溫、利用按摩等方式促進血液循環，是讓身心充分休息的重要環節。

・洗澡不要只用淋浴，要泡進浴缸裡（入浴的方式請參考第二章）。

・使用花草類的入浴劑。

・飲用適合自己的溫熱飲料，像是花草茶、薑茶等。

・配合按摩、伸展體操。

・有空閒時間的話，做些散步、慢跑之類的運動。

## 接觸美好的事物

欣賞美好的事物以刺激腦部的情緒系統、也就是所謂的右腦，對於放鬆也很有幫助。

・療癒的音樂。

・療癒的照明或書本。

可以根據自己的喜好，選擇療癒效果最好的音樂或照明、書本。像是夏威夷音樂、印尼甘美朗音樂、沖繩音樂這類的南國風情音樂，都具有悠閒的風情及自然的搖曳感，療癒效果相當好。茶樹、薰衣草等香氛具有安神效果的精油對於放鬆特別有效。在照明方面，燭光及間接照明都具有療癒效果。如果能夠看著窗外的自然景色，更能舒緩身心。閱讀編排、精美、能夠刺激右腦的攝影集或雜誌，或是會刺激旅遊慾望的觀光、美食指南，同樣具有放鬆功效。

## 40 睡得好帶來心靈健康

想得到心靈上的健康，睡眠占了非常重要的角色。

睡眠品質不佳，與憂鬱症等心理疾病的關係十分密切。沒有良好的睡眠，體內掌管日夜活動的生理時鐘就會混亂。一旦生理時鐘陷入混亂，就會造成心理上的疾病。

根據最近的研究顯示，憂鬱症的原因之一，就是負責調節體內生理時鐘的某個基因出現異常。當我們覺得心靈疲累，就應該檢視自己的睡眠習慣是否有問題。讓身體有充分的休息，生理時鐘才能步上正軌，而優質的睡眠，具有以下兩大要點：

- **一天平均要睡足六～七小時。**
- **不要打亂睡眠的節奏。**

如果出現煩躁、不安等心理疲勞的表徵時，請由這兩點來檢視自己的睡眠品質。若是因為工作太忙而睡眠不足，就應該特別小心謹慎。要保持良好的睡眠品質，除了睡眠時間要足夠之外，不累積壓力、不攝取過多刺激物等八項注意事項，列在這裡提供大家參考：

- 臨睡前避免刺激物（就寢前四小時勿喝咖啡，一小時前勿吸菸）或是讓身心興奮的事物（電視、電影、網路）。
- 擁有自己一套放鬆的方法。
- 怎麼樣都睡不著的時候，躺下來閉目養神也好（勉強自己入睡反而會造成反效果）。
- 起床時間固定（早起就要早睡）。
- 早晨要沐浴在晨光下，重新設定生理時鐘。

・牢記三餐規律、養成固定運動習慣的生活節奏。
・午睡要在三點前，以三十分鐘為限（午覺睡太多會造成夜間淺眠）。
・睡眠很淺的時候，更應該積極的晚睡早起。

## 40 怎樣都無法入睡的話該怎麼辦？

我們總會遇到頭腦特別清醒、無法入睡的時候。此時不需要勉強入睡，不妨試試以下的方法：

・飲用洋甘菊茶之類具有安神效果的花草茶，或是熱牛奶。
・溫熱四肢。
・躺著讓身體休息。

誰都會遇到偶爾失眠的狀況，即使只是靜靜躺著，也能消除某種程度的身體疲勞。就算真的睡不著，也不會有太大的問題。但是如果很難入睡、睡眠很淺的狀況連續兩個禮拜以上，就有點令人擔心了。不管是遇到多重大的事件或是多嚴重的壓力，失眠超過兩週以上都是很罕見的。在這種情況下，失眠或許是心理疾病的症狀，就需要以安眠藥來治療。

除了長期失眠之外，如果伴隨著以下症狀，一定要盡快就醫治療：

- 就算睡得很飽，白天還是覺得很睏。
- 不借助酒的力量就睡不著。
- 睡眠中打呼、呼吸停止、腳抽搐、覺得坐立難安。

若是失眠對於白天的活動造成影響，或是合併酒精中毒或是憂鬱症，就該考慮或許罹患有睡眠無呼吸症候群或是「腿部不安症候群」（restless legs syndrome）。如果覺得自己有以上症狀，不要害怕就醫，讓醫生來為你診治。

## 40 為了心靈的健康，拿鐵兩杯為止

很多人都會在休息時間喝一杯咖啡。但若一天有好幾次咖啡時刻，或是一次好幾杯咖啡，其實對心靈健康是有害處的。適度咖啡因能提升集中力，但是過量咖啡因卻會導致不易入睡、睡眠變淺，產生睡眠障礙，同時也是頭痛或心情煩躁的原因之一。最新的研究顯

示，只有第一杯咖啡對於腦部有正面效果，第二杯就已經無法提神了。

據稱一天攝取咖啡因的上限是二百毫升。如果換算成黑咖啡或紅茶，差不多是一天兩杯；若是大杯拿鐵，差不多也是兩杯的分量。另外，使用普通牛奶的拿鐵，一杯熱量約二百卡，就控制熱量方面來看，一天也應該以兩杯為限。可以將這兩杯黑咖啡或拿鐵放在早晨以及午餐過後，作為振奮精神的祕密武器。同樣屬於刺激物的酒類和香菸，對於飲食生活失調、睡眠障礙、暴躁易怒也有影響。

適度的酒精能夠消除壓力，但如果過量，除了對身體造成傷害，對於心靈當然是百害而無一益。香菸也是同樣的道理。若是你最近感到心情特別煩躁，不妨檢視自己攝取刺激物的方式，以及日常的飲食生活。

## 40 媒體資訊對心靈健康有害無益

電視、網路等媒體提供的大多數資訊，並非是我們即時需要的。許多專家指出，過多無謂資訊對心靈健康會帶來不良影響。像是犯罪、意外等悲傷的新聞有可能造成我們的憂慮、不安或是煩躁。另一方面，應該也有很多人每天不看一下電視或上網就覺得渾身不對勁，也就是所謂的科技上癮，目前已經被視為一種心理問題。二十四小時都跟網路黏在一起，不斷檢查郵件或是查詢資料，其實比我們想像中要勞心勞力。另外，腦專家也指出，盯著液晶螢幕看的時間越長，活動眼球、給予刺激的時間就越短，容易促成老年癡呆。這些來自網路和電視的大量資訊，就是造成心靈疲勞的主要原因。

反過來說，阻斷這些情報流入，會讓我們有更多時間審視自己，心靈也會因此安定。我會在後面詳加說明的「森田療法」精神療法，就是透過阻絕無謂的資訊，讓精神獲得休息的心理疾病療法。也有許多專家指出，應該為自己設定「無網路日」或「無電視日」，讓心靈得到真正解放。我自己平日的工作也是被電腦包圍，所以每當星期天或是外出旅遊時，就會把它作為無網路日，若非急事絕不打開電腦。休息的時候就要徹底休息，讓我們主動拋開網路與電視資訊的束縛吧！

# 40 以「山女」為目標——接觸森林療法、園藝療法

「山女」是指女性以登山為樂的潮流，被認為具有良好的療癒效果。採納大自然與生俱來的療癒作用的森林療法，以及特別針對精神科疾病及慢性疾病治療的園藝療法，都漸漸成為臨床治療的一部分。

綠色植物擁有的療癒效果，最早被發現可以追溯到一九七九年，醫界發現能夠透過病房窗戶看見窗外自然風景的患者，比起看不見風景的患者手術的回復程度良好許多。從那之後，更有其他研究報告指出自然風景、太陽光對於心理疾病的正面影響。此外，只給患者看森林浴的影片，或是聽森林裡的風聲，也具有安定精神的效果。

日本屋久島的森林被認為是具有療癒力的能量場，一進到樹林裡，輕度的宿醉就會消失無蹤，讓人耳目清明。這是因為屋久杉會散發出α-蒎烯、杜松萜烯、檸檬萜這些化學成分。有一個推動森林療法的團體「森林療癒組織」，認定日本全國有四十四座森林具有療癒效果。這些森林都設有完善的步道，也規劃有健行路線，任何人都可以輕鬆享受森林

浴，因此受到廣泛的關注。

我推薦的地點則有奧多摩的日原鐘乳石洞、高尾山、輕井澤的千瀧、星野溫泉周邊、箱根高地飯店周邊、京都嵯峨野周邊和貴船．鞍馬周邊。當覺得心情鬱悶，找不到一個出口，躺在床上好好休息當然也是一種方式，但是何妨盡情投向大自然？有煩惱的時候，就以成為「山女」為目標吧！

## 40 現在的你是最棒的——森田療法

我們無法克服壓力最大的原因，就是「想消除自己所有弱點」的念頭，以及「我應該是這樣才對」的認知。以日本人來說，很多人的個性都認真負責，總會有意識或無意識的想改變自己的弱點，讓自己變得完美無缺。

其實早在大正時代，就已經有日本醫生發現到這種現象，他的名字叫做森田正馬，是一位精神科醫師。他構思出森田療法，以告訴神經疾病患者不要勉強消除煩惱來做為治療，在當時非常獨特，但是由於成效卓著，目前除了日本以外的歐美國家，也多所採用於治療神經症等心理疾病。治療的重點在於：

・有煩惱或不安是正常的，要坦然接受。

・鼓勵患者找出與煩惱和不安共存的方法。

人活到四十幾歲，不管個性和價值觀如何，一定或多或少都有煩惱和不安。

另一方面，價值觀和想法是不可能輕易改變的。要接受自己「原本的模樣」，不管有什麼樣的缺點，有多不堪，狀況有多棘手，都要肯定自己做出的是最好的選擇，這是與煩惱和平共存的重要原則。不要企圖把自己的缺點當成害蟲般撲滅。要認為你「原本的模樣」就是最棒的，不要放棄，也不要過度努力，是維持心靈健康的不二法門。

## 40 萬一遇到最糟的狀況，要有人可以傾訴
### ——家人、朋友、醫療機關

前面描述在日常生活中因應煩惱的小祕訣，也就是如何堅強面對挫折的思考方式和原

則。雖然這些方法足以應付大部分狀況，但是當承受壓力過大，或是持續時間過長，心靈的疲勞就會超出負荷，造成心靈或身體的疾病。

在第一章，我提過女性與男性不同，在血緣、地緣、職緣、友緣四方面佔有優勢。除了家人和朋友外，在緊急時刻能夠找到人傾吐是非常重要的。即便是家人，有時候也很難察覺其中成員精神的煩惱。可能因為相處的時間太長，反而難以察覺變化；也可能因為核心家庭化的緣故，家人之間聚少離多，見了面才發現問題已非常嚴重。

我曾經聽說有一位七十幾歲的女性，她擔心自己有一天如果罹患老年癡呆，自己和家人卻無法在早期察覺，因此與一群親密的友人約法三章：「如果發現彼此有疑似老年癡呆的症狀，不要客氣，儘管說出來！」當然，這群好友裡面不見得一定有人會罹患老年癡呆，也不曉得這個方法是否真能早期發現症狀，但是在家人以外有一群可以商談重大心理問題的朋友，我認為是非常美好的一件事。問題越嚴重，越不應該自己悶著頭解決，而是應該跟家人或朋友傾訴，我認為是四十幾歲之後的重要的一項健康守則。

# 40 什麼樣的心理煩惱應該求診？

由於生活變化、疾病而引起的憂鬱症，任何人都有可能罹患，但是也有很大的機率可以透過藥物治療。根據狀況選擇求助於醫療機構，是必須建立起來的重要心態。

女性容易面對身體和周遭環境的重大改變，因此比起男性罹患憂鬱症的機率更高。要如何判斷何時該診治包含憂鬱症在內的心理煩惱呢？如果心理煩惱已經影響到日常作息，或是持續好幾週失眠，有輕生的念頭，或是情緒煩躁到使用過度暴力，就應該要向醫生求助了。尤其是憂鬱症的患者，要特別留意以下的狀況密集發生：

- 有失眠情形。
- 早上起不了床。
- 不想跟人碰面，有躲在家中的傾向。
- 不再感到快樂或有趣。
- 沒有食慾、體重減輕。
- 頭痛、肩膀僵硬、腰痛、腹痛等症狀加劇。

・對於閱讀、看電視、上網、洗澡這些日常動作感到厭煩。
・無法集中精神。
・失去性慾。
・被人鼓勵的時候反而會意志消沉。
・會毫無原因的發怒，變得易怒。
・對於外出和上班感到寸步難行。
・動不動就落淚。

一般來說，就連非常親近的人都難以察覺對方罹患心理疾病，若是自己或家人似乎有類似的徵兆，請一定要到醫療機關諮詢。

# 五

# 從四十歲開始的女性荷爾蒙・懷孕學

# 40 四十歲之後的女性身體會如何變化？

一項針對三十五～四十五歲女性的調查顯示，約有三成的女性對於對抗老化和高齡懷孕、生產感到煩惱。在評估女性健康的時候，「荷爾蒙力」、「懷孕力」和「體力」是三項重要的指標。「荷爾蒙力」是製造富有女性魅力的身體、醞釀生養下一代的能力的女性荷爾蒙的力量。懷孕力指的是維持女性卵子健康的力量。最後，則是在幫助我們在生命中從事各種活動的體力。但是對於四十多歲的女性來說，這三種能力要維持在年輕時候的高峰是非常困難的。

本章會針對四十幾歲女性與荷爾蒙力、懷孕力、體力之間的關係，以及女性容易抱持的疑問為切入點，敘述如何因應三種力量下滑的狀況。

## 40 荷爾蒙可以提升？四十歲開始的荷爾蒙力

女性荷爾蒙在女性一生中分泌的總量並不是固定的。在幼兒期的量當然是零，然後十歲時開始上升，在二十歲後半達到顛峰，之後便逐年減少，這是大家普遍的認知。而大部分女性在四十歲後半到五十歲前半之間，女性荷爾蒙的分泌量會減少到十幾歲的水準，這個時期稱為更年期，接下來就會迎接月經的結束。

女性荷爾蒙其實再從三十幾歲開始，就在我們不曾發現的情況下逐漸減少。至於四十幾歲女性介意的荷爾蒙增加祕訣，並不是對任何人都有效果的。

因此，我們在三十歲後半到四十歲前半的這段前更年期，應該要加強以下幾點事項：

・盡量維持卵巢功能。

・運用中藥等藥物減輕荷爾蒙降低的症狀。

至於在無法維持女性荷爾蒙分泌量的四十歲

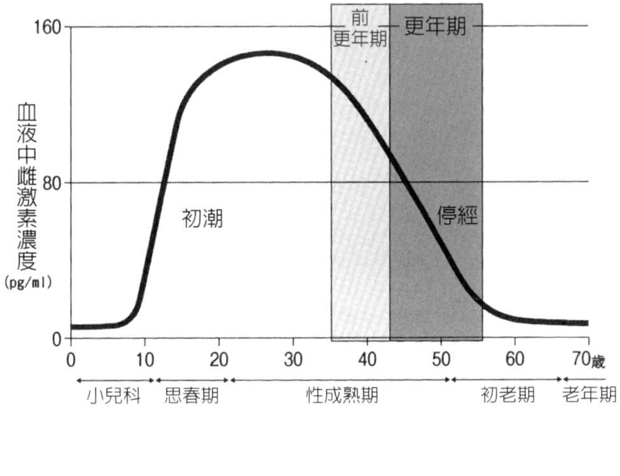

後半，則應該補充人工合成的女性荷爾蒙。

## 40 在三十歲後半保留卵巢機能，是提升荷爾蒙力的祕訣

首先，我們來談談前更年期的因應對策。

想維持卵巢功能並不是件難事，要注意的不外以下幾點：

- **避免偏食、急遽減肥，攝取需要的營養。**
- **避免睡眠不足，調整生活步調。**
- **避免精神上或肉體上的壓力。**
- **加強血液循環。**

要維持卵巢功能，最重要的是均衡攝取維持身體機能的蛋白質和各種維生素。另一方面，迅速的減肥或偏食則會減損卵巢功能，甚至造成停經。一些接受嚴格體重管理，或是長期激烈運動的排球選手或體操選手，都經常為沒有月經所苦，這是眾所周知的例子。

避免吃脂肪較多的肉類，以攝取紅肉、雞肉、豆類等優質蛋白質來源為主。膽固醇之

類的脂肪成分由於是分泌女性荷爾蒙的必要元素，所以還是需要適當攝取，但是攝取過量卻會導致成人病。**多吃黃綠色蔬菜以補充維生素**，支持包含卵巢在內的身體機能是很重要的。**另外，大豆、味噌、豆漿之類的黃豆製品富含植物雌激素這種具有女性荷爾蒙功效的物質，因此據說對於增加荷爾蒙力具有一定的功效。**

而在停經之後，體內吸收鈣質的能力也會減弱，所以應該更加強補充。像是牛奶、起司之類的乳製品，小魚，豆腐、納豆等黃豆製品，羊栖菜、小松菜、青江菜等蔬菜，鈣質的含量都很豐富。女性荷爾蒙的特徵，是以一個月為周期而分泌，也就是說女性的體內有著設定成一個月輪轉的時鐘。當體內的時鐘（生理時鐘）變調，卵巢製造荷爾蒙的功能也會走樣。睡眠不足或是精神、肉體方面的壓力，都會導致生理時鐘紊亂。因此保持生活步調穩定、避免壓力、找到發洩壓力的方法，對於卵巢的健康都很重要。

促進血液循環能夠確保卵巢得到必需的養分，因此對於維持卵巢機能也很重要。走路、伸展體操、慢跑等等輕度的運動能夠讓體溫上升，不需要劇烈運動也已足夠。若是有肥胖或成人病等問題，加以改善也對卵巢有好處。若有畏寒的問題，可以食用肉桂、薑等食材。重度的胃寒可服用當歸芍藥散、加味逍遙散等中藥配方，或許有意外的幫助。此外，據說腰部及下腹部受寒也會影響卵巢的血液流通，因此在三十後半之後，保持身體溫暖也是保健的重點之一。

## 40 女性荷爾蒙不足會發生什麼事？更年期、老化以及高齡女性特有的疾病又是什麼？

女性荷爾蒙分成雌激素與黃體素兩種。其中維持女性身體功能的雌激素若是分泌不足，在更年期之後就會造成問題。雌激素經常被稱為「魅力荷爾蒙」，與女性魅力有著密不可分的關係。舉凡肌膚滋潤、頭髮光澤、胸部豐滿這些女性的身體特徵，都與雌激素的作用有關。

另外，也是雌激素使女性的身體足以承擔生產這個重責大任，對於防止動脈硬化、安定精神也有一定的功效。當我們邁入更年期，雌激素開始不足的時候……

(1) 生理期產生變化，出現週期和出血量不固定等異常。
(2) 出現身體燥熱、心跳加速等自律神經不安定的狀態。

(3)出現心情煩躁、憂鬱症等精神不穩的狀態。

(4)頭髮變細、掉髮變多等頭髮的異常狀態。

(5)皮膚容易乾燥。

(6)性趣缺缺。

這些症狀都屬於更年期的特徵。(2)經常被視為典型的更年期症狀，其實(3)～(6)都是從前更年期跨入更年期時經常出現的警訊。度過更年期之後，雌激素的量也越來越少，因此高齡女性經常遇到的問題如下：皺紋、鬆垮等皮膚老化現象、掉髮、容易骨折的骨質疏鬆症、罹患阿茲海默症等認知疾病，或是憂鬱症等精神疾病；罹患動脈硬化、心肌梗塞、腦中風等血管疾病。

## 40 女性四十歲之後的戰友：荷爾蒙療法

荷爾蒙不足會造成卵巢老化、逐漸喪失機能，但是很遺憾的是，目前並沒有阻止荷爾蒙減少的方法。不過，還有一個最終手段，就是補充人工合成的雌激素的荷爾蒙療法。雖然這個療法在日本尚未普及，但是根據調查，歐美三個女性當中就有一人接受荷爾蒙補充療法。這種療法藉由補充女性更年期後不足的荷爾蒙，而達到延緩老化、預防疾病的效果。

- 改善潮紅、盜汗、畏寒等等更年期症狀。
- 預防骨質疏鬆症。
- 預防皮膚老化。
- 預防成人病。
- 預防老年癡呆或阿茲海默症。
- 預防憂鬱症。
- 改善陰道乾澀的問題，減輕性行為疼痛。

不論從治療更年期症狀的觀點、女性美容的觀點，或是預防老化的觀點來看，這種療法都深具功效，很值得更年期女性參考。至於實際的治療法，一種是單獨補充雌激素，一種則是合併補充黃體素這種能夠降低罹患子宮癌症風險的女性荷爾蒙。後者不一定是分別提供患者兩種不同的荷爾蒙藥劑，也可能是處方合併兩者的混合藥劑。另外為減輕精神方面的症狀，改善性慾減退、性交疼痛等煩惱，也有一種方式是同時用男性荷爾蒙。

## 40 理解並接受荷爾蒙補充療法的副作用

荷爾蒙補充療法最嚴重的副作用，就是提高一．五倍的乳癌罹患率、四倍的子宮癌風險，以及持續接受治療五年以上會有更高的乳癌罹患風險。

因為更年期症狀並不致命，所以在接受荷爾蒙療法之前，請仔細評估其風險及優點。以下是幾項需要考量的重點：

- 已罹患乳癌、子宮癌的人不能接受這種療法。
- 有相關家族病史的人，接受治療前務必與主治醫生討論。
- 即使是沒有相關風險的人，也必須在使用中及使用後二～三年，每年到婦產科。接受一次子宮癌及乳癌篩檢。
- 適合接受這種療法的年齡，以更年期前後五年為準，六十歲左右為上限。

除了癌症之外的副作用，還有心肌梗塞、血栓症等風險。由於高劑量口服藥造成的風險較高，因此建議採用低劑量口服藥。實際治療效果當然因人而異，但是最近積極採用荷爾蒙療法的婦產科醫生慢慢增多也是事實。讀者可透過女性醫學學會相關網站，尋找經認證的醫生治療。

## 40 生還是不生？女性的健康會有什麼變化？

純粹以懷孕、生產對身體的影響來看，女性承受的負擔可說非常大。

儘管現在的生產環境已經有了卓著改善，但是每兩萬個產婦當中，仍然有一位可能因生產而喪命。除了生命的風險之外，懷孕中還可能發生高血壓、糖尿病、腎臟病、關節炎等疾病，或是讓原本就有這些疾病的孕婦更加惡化。

短短幾十年之前，生產還被認為是一腳踏進棺材。而懷孕、生產對女性的身體造成的風險，直至今日依然沒有改變。尤其當產婦是四十歲以上，或是身患疾病，或是前一次生產曾經出過狀況，都會讓風險大幅提高。這樣的產婦必須嚴格接受產前檢查，慎選主治醫生，才能夠將風險降到最低。

# 40 女性最晚幾歲還可以生小孩？

隨著結婚年齡提高，生產年齡也跟著上升。根據二〇〇九年的日本統計顯示，三十五歲以上的產婦約佔兩成，也就是二十四萬人，四十歲以上的產婦也有三萬人。

女性擁有的懷孕力包含兩種元素：

・製造孩子的源頭：卵子。

・孕育孩子的子宮。

其中跟懷孕力更加息息相關的，就是卵子的素質了。根據日本的統計，每天有十～二十位五十幾歲的女性生產。像是國會議員野田聖子，就是到美國接受了卵子捐贈而順利懷孕。事實上，只有沒有罹患子宮癌或子宮肌瘤等疾病，五十歲以上的子宮仍然保有懷孕的機能。反過來說，罹患子宮相關疾病，甚至因此而切除子宮的女性，自然就無法懷孕。

# 40 卵子擁有的懷孕力以四十三～四十四歲為極限

卵子的「懷孕力」高低是隨狀況而異的。卵子在女性一出生的時候就已經製造完成，一直儲存在卵巢當中。因此經過某段期間之後，卵子的狀態就會變差，懷孕的能力也會趨弱。根據研究，四十歲以上的產婦一百人中平均有一人會出現唐氏症等染色體異常的新生兒先天性異常。以不孕治療的成功率來說，三十歲後半大約三十～四十％，四十歲以上則降低到十～二十％。

另一方面，也有研究將年齡較輕的女性的一部分卵子，注入高齡女性的卵子當中，竟然造成卵子回春的現象，目前相關研究正備受矚目。日本有一部分醫療設施正在研討實際納入這種治療方式，不過並未付諸實行。以現今狀況來說，三十歲後半到四十歲前半算是平均的生產極限。

## 40 不孕治療的過程

實際上的不孕治療是怎樣的過程呢？一旦決定接受不孕治療，女性必須接受女性荷爾蒙或類女性荷爾蒙的藥物以促進排卵，必要的時候進行體外授精，將受精卵在體外孕育五～六天之後，再植入子宮。若是男性的精子數量過少，或是活動力太弱，也就是不孕的原因在於男性，可以嘗試運用顯微鏡授精這種「單一精蟲顯微注射」技術。

體外授精的受孕率是二十～三十％，但是一旦懷孕之後，流產率也是比一般懷孕更高的二十％，因此實際的生產率大約是十五～二十％，並非所有人接受治療之後都能順利懷孕、生產。不過，不孕治療確實對於提高懷孕、生產效率有一定的貢獻，對於懷孕力低下的四十幾歲女性來說，不孕治療可說是一大福音。

## 40 如何克服卵子老化，順利懷孕？

即使卵子已經達到懷孕的極限，仍然想要擁有下一代的夫妻自然不在少數。只不過，接受卵子捐贈而懷孕的四十後半到五十前後的女性，有八成都伴隨著嚴重的併發症。此外也有一些未婚生子的道德上的問題，接受捐贈前必須經過深思熟慮。

另一種方法，就是在還年輕的時候先將未受精卵冷凍保存。

從前保存冷凍卵子是相當困難的技術，但是目前透過玻璃化凍卵技術的誕生，因為白血病、乳癌等疾病而接受過化療，之後仍然希望擁有下一代的女性，也可以透過保存卵子而順利懷孕。在美國等國家，有許多年輕女子利用這種技術，以預防自己將來高齡結婚。最近日本有部分不孕治療診所，也提供未受精卵的冷凍保存服務。

這些都是為了高齡生產而做的準備，但是實際生產時母體依然有風險，而冷凍過的卵子也難保品質不會受損。總而言之，要跨越卵子的懷孕力而生產，在各種方面來說都還是困難重重。

## 40 四十多歲懷孕生產該注意哪些事項？

四十幾歲的懷孕、生產，需要關注的重點不僅僅是卵子的老化。體力會隨著年齡下滑，體質也會產生改變，高齡懷孕的母親很容易罹患妊娠高血壓或妊娠糖尿病等。妊娠高血壓從前被稱為妊娠毒血症，嚴重的話甚至會危及母子的生命。

妊娠糖尿病則是會影響腹中胎兒的發育。此外，有高血壓、糖尿病、肥胖等成人病問題的孕婦，或是患有甲狀腺疾病或膠原病（免疫系統疾病）的孕婦，都有症狀惡化的危險，需要特別注意。

## 四十幾歲的產婦需要徹底接受產前檢查，以及慎選生產醫院

根據前面所述，接受產前檢查可是生死攸關的大事。

產前檢查除了檢查胎兒的成長是否異常之外，也會檢查母親是否有性病、肝炎等傳染病，以免在生產時傳染給嬰兒，同時也針對母體是否健康、是否能夠繼續懷孕進行評估。

徹底接受檢查，就能夠早期發現妊娠高血壓、胎盤異常等等會危及母子生命的併發症，並且早期處置。如果可能的話，四十幾歲的孕婦最好從產前檢查就選擇大學附屬醫院或是綜合醫院，這些有新生兒加護病房等設備，能夠應付懷孕、生產時的併發症的醫療院所。

（因為產前檢查的醫院通常就是之後生產的醫院）目前請助產士到家中接生蔚為一股風潮，但是高齡產婦還是盡量避免比較好。

## 40 針對超過四十歲產婦的貼心生產方式和服務

高齡生產需要盡量避免體力的消耗，因此運用麻醉減輕生產時陣痛之苦的減痛分娩，也是一種考量。在歐美國家，有九成以上的產婦都會選擇減痛分娩。以高齡生產或是職業婦女來說，因為可能有早產風險，所以建議從懷孕五、六個月，進入安定期之後再進行產後準備。

首先必須準備的就是嬰兒床、浴盆的購買或租借，以及擠乳器、奶瓶、奶瓶消毒器等等的選購。生產後一個月其實還很虛弱，但是育兒就是以體力決勝負。尤其如果是第一胎，不習慣照料新生兒，會特別需要旁人協助。可以事先詢問父母或是家人能夠提供多少程度的支援，但是也可能因為家人的健康狀況而無法幫上忙。這個時候，還可以尋求一些私人機構的協助。目前已有許多機構可以提供照顧新生兒或是幫忙家務，或是兼顧照顧嬰兒和家事兩方面的服務。

如果要利用類似的服務或是設施，最好提早安排、報名。

減法健康：40 歲起，疾病斷捨離 / 沖俊彥作 ; 林平惠譯 . -- 二版 . -- 臺北市 : 時報文化 , 2020.12
面； 公分 -- ( 身體文化 ; 160)
譯自：女 40 代「なんとなく不調」に答える本
ISBN 978-957-13-8406-1( 平裝 )
1. 婦科 2. 婦女健康
417.1 109015497



ISBN 978-957-13-8406-1

Printed in Taiwan.

身體文化 160

**減法健康：40 歲起，疾病斷捨離**

女 40 代「なんとなく不調」に答える本

**作者** 沖俊彥｜**譯者** 林平惠｜**副主編** 謝翠鈺｜**編輯** 陳萱宇｜**封面設計** 林芷伊｜**董事長** 趙政岷｜**出版者** 時報文化出版企業股份有限公司 108019 台北市和平西路三段 240 號 7 樓 **發行專線**—(02)2306-6842 **讀者服務專線**—0800-231-705．(02)2304-7103 **讀者服務傳真**—(02)2304-6858 **郵撥**—19344724 時報文化出版公司 **信箱**—10899 台北華江橋郵局第九九信箱 **時報悅讀網**—http://www.readingtimes.com.tw｜**法律顧問** 理律法律事務所 陳長文律師、李念祖律師｜**印刷** 勁達印刷有限公司｜**二版一刷** 2020 年 12 月 4 日｜**定價** 新台幣 280 元｜缺頁或破損的書，請寄回更換

時報文化出版公司成立於 1975 年，並於 1999 年股票上櫃公開發行，
於 2008 年脫離中時集團非屬旺中，以「尊重智慧與創意的文化事業」為信念。